なぜ母親は、子どもにとって最高の治療家になれるのか？

長谷澄夫

和器出版

発刊によせて

治療への飽くなき探究心に触れて

七沢賢治

この度、和器出版株式会社より長谷澄夫先生のご著書が出版されますこと、当社顧問の立場として誠に嬉しく感じております。当出版社では、これまで山腰明将先生や小笠原孝次先生の原稿を日本古来の叡智として書籍にまとめ上梓してまいりましたが、現代における最先端の健康法について情報公開するのは、本書が初めての試みになります。読者の皆様は恐らくそこに、今も昔も変わらない根源的な術理を見出すことになるでしょう。

ここで長谷先生との関わりについて申し上げますと、私は若い頃から古神道ご修業の傍ら、整体のフィールドワークを行い、そこで確立した「自律神経反射療法」

を各方面の著名な方々に実践してきました。また、療術界の重鎮あるいは巨匠といわれる様々な分野の方々と、これまで一緒に研究を進めてまいりました。そうして繋がったのが長谷澄夫先生であり、気がつくと同じ世界を目指し、ほとんど同志のように斯道を究明する仲間になっていたという次第です。

長谷先生は、カイロプラクティックやオステオパシー、あるいはクラニアルテクニックといった欧米の理論の研究者であられますが、同時に日本が歴史的に秘めてきた和の手法についても強い関心を持ち、そのよさを把握した上でそれをご自身の施術に取り入れておられます。

それができるのは、素粒子レベルの振動を実際に直知できる能力をお持ちだからでしょう。そうした量子力学的知見を元に、いわゆる憑依や呪詛という目に見えないエネルギーを人体から抜き去ることも、ご自身の得意な技術の一つとされています。これは、普通の療術家にはできないことであり、私が注目した理由もそこにありました。
つまり、古神道に内在する整体法、そして祓いに繋がる世界を長谷先生は既に掴まれていたということです。言い方を変えれば、それは西洋と東洋の手法を統合する技術であり、とりわけ私が長年取り組んできた白川神道のご修業の中身に近いものです。

私は、長らく神道や整体を研究してきた立場から、確かに目に見えないエネルギーが現実の事象に対して、何がしかの影響を与えることを実感しています。先ほど触れた祓いという観点から、人は誰でも効果的にいい言葉を発することで、人生の流れをよくしたり、果ては病気の治療等に使えるのではと思い、システム開発者の立場から、応用物理学とされている量子力学の理論等を用い、祓詞を主軸にした言語エネルギーを発信するシステムを世に出してきました。

そして、これらを大学教授や医師、獣医などの治療の専門家、社会的な地位のある方々にも実際に治療の現場で使用してもらい、多くの改善事例を得るに至りました。その中で確かにエネルギー治療の可能性はあると感じ、研究を続けている最中に、長谷先生との出会いがあったのです。

長谷先生の治療方法は、その理論を聞くに付け、言語エネルギー研究の立場からも、非常に興味深く、また効果的であることが理解できました。結局は言葉も、また各種エネルギーによる治療も、すべては周波数次第で結果が変わることに気づかねばなりません。そうした中でも長谷先生のエネルギー治療は、私が長年世界中の代替医療や振動療法の研究をしてきた中でも、非常に精度の高い治療法だと評価することができます。実際に、臨床例も拝見し、その凄さを実感しました。

また、何より、長谷先生とお会いして嬉しく感じたのが、素晴らしい実績があり、また治療の腕も既に超一流にもかかわらず、私が研究している言語エネルギーの力を治療に取り入れる柔軟さがあることでした。通常は、長谷先生ほどの実績があれば、なかなか他人の教えに耳を貸さないものですが、恐らくそれは、先生の飽くなき探究心と、難病で困っている患者さんを少しでも減らしたい、治療したいという意志によるものだと思います。

長谷先生は、身体を表面ではなく、呼吸という根本から見直しています。1次呼吸、2次呼吸、さらには、その奥にある0次呼吸というように、呼吸という生命活動を階層化し、その根源的意味を掴み、整体に応用されています。呼吸は人間の内と外を繋ぐものであると長谷先生は提唱されていますが、まさにその内と外、更には「天・人・地」の統合こそ、これからの治療に欠かせない基本概念になると考えられるのです。

そのような見地から、エネルギーを感覚として把握することは当然のこと、さらに量子的な世界を追及し、それを論理としても捉えようとする姿勢、そして実践に応用されている点は、一般の療術家にはない能力といえます。しかし、特筆すべきは、やはりそうしたことに加えて東西の手技手法を統合し、古事記に秘められた日本語の力を治療に応用されている点にあろうかと思います。長谷先生の健康への取り組みが、個の枠を超え社会全体へ広がっていくことを願ってやみません。

七沢賢治（ななさわ けんじ）

1947年山梨県甲府市生まれ。早稲田大学卒業。大正大学大学院文学研究科博士課程修了。伝統医療研究、哲学研究、知識の模式化を土台とした情報処理システムの開発者、宗教学研究者。文明の転換期に向け、言語エネルギーのデジタル化による次世代システムの開発に携わる。

また、平安中期より幕末までの800年間、白川伯王家によって執り行われた京都の公家、白川伯王家に設けられた神祇文化継承のための研修機関である白川学館を再建。

現在、同学館代表理事のほか、株式会社七沢研究所 代表取締役、一般社団法人白川学館 代表理事、一般社団法人国際整体協会 最高顧問、和器出版株式会社 最高顧問などを務めている。

はじめに
「子を想う母親」を超える「最高の治療家」を目指して

本書の題名をご覧になって、不思議に思われた方もいらっしゃるかもしれません。「母親」が「子ども」にとっての「最高の治療家」になり得る、というのはどういうことだろう？と。

私は、約20年間東京で治療院を営んだあと、〝治療家のための治療家〟になろうと思い立ち、プロの治療家たちと一緒に技術を磨いてきました。

治療院時代、身体の不調に悩む25万人を超える方々に学ばせてもらったおかげで、指導の場に立ってからはすでに1000人以上の全国各地のプロの治療家たちに、自分なりに開発し、育ててきた整体法を伝えることができるまでになったのですが、しかし、いつもこう思うのです。

われわれプロの治療家は、「我が子を想う母親の〈手当て〉の力」を忘れてはいけない、「その力に匹敵する力を技術として身につける義務がある」と。

その真意は、本書を順に読んでいただく中で、多少なりともお伝えできるのではないかと思いますが、整体（あるいは医療までも含むことかもしれませんが）と呼ばれる治療の本質は、子どもが苦しさを訴えたときに思わずその苦しいところに手をあて、温めたりさすったりする母親の〈手当て〉という行為（これは日本古来の民間療法として大事にされてきた〈手当て〉ともつながります）にあるのだろう――私はプロの治療者として、そのことを確信しています。

どんな名医、名治療家の治療も、どんな薬も、身体に〝治る力〟がなければ効きません。

我が子の身体の奥深いところにあるその〝治る力〟を信じ、〈手当て〉ひとつでその力を引き出すことができる「我が子を想う母親」というのは、その意味で子どもにとっては、いつの時代も変わらぬ「最高の治療家」なのです。

であるなら、「母親」ではない私たちプロの治療家は、「子への母の想い」の代わりに、「高い技術」を身につけ、あらゆる人にとっての「最高の治療家」を目指さなくてはいけない。そう私は思うのです。

そんな「母親が我が子に施す手当て」をひとつのケアの技術としてとらえることができないかという観点から、誰でもいつでもできるセルフケアの技術として形にしたもの、それが本書でご紹介する〈和整体セルフケア〉です。

この〈和整体セルフケア〉を毎日少しずつ続けていく中で、みなさんはご自分の中の何かが変わってきたことに気づくはずです。

それはまず、これまで気づけなかった身体が発するサインに「なぜか気がつくようになった」という新しい発見かもしれません。

かすかな違いであっても「どこかいつもと違う」と感じることで、「少し身体が疲れているのかな、早く休もう」となったり、「食事を変えてみようかな」等々、私たちは対策を考えるようになります。

そのことは大きな不調や病気につながる〝芽を摘んでいる〟ことと同じです。早めに体調が戻れば、治療院や病院に通う必要もなくなります。専門家に診てもらうときも、自分の身体の調子を日頃からよくわかっていますから、逆に専門家の力量をはかり、自分にとって良い治療家かどうかの判断もできるようになるでしょう。

そういう方が増え、むやみに治療院や病院の門をたたく人が減ったとき、改めて問われるのはプロの治療家と呼ばれる私たちの力です。しかし、私はそのことを「とても喜ばしいこと、望むところ」と思っているのです。

なぜなら、健康について自覚的で自分の身体についてよく知っている方を診るためには、プロとしての力をさらに高めなくてはならないからです。

つまり、〈和整体セルフケア〉を実践することで健康な人が増えるほど、プロの治療家の力も高まるということなのです。その質の高い治療家が増えたことによる恩恵を受けるのは、誰あろうみなさんなのです。

〈和整体セルフケア〉をこのような書籍という形で広くお伝えしようと考えたのは、そこに理由があります。

自分の開発した健康法、整体法が、毎日のみなさんの健康のために少しでも役に立つ存在としてあり続けること。

治療家としての本望はこれ以外にはありません。

本書との出会いをきっかけに、読者のみなさまがご自身で、賢く、健康を追求し、そして、ご自身の〝健康哲学〟を育てていただけたら、と願っています。

みなさまの健康と幸せを祈りながら。

2017年 初春　長谷澄夫

【長谷澄夫 プロフィール】

一般社団法人国際整体協会 代表理事。和整体学院 主宰。

19歳のとき、空手の練習中に大ケガを負う。多くの病院で治療を受けたが好転せず、一時は寝起きや歩行すらままならないほどの状態に陥ったが、21歳のとき、ある治療院との出会いによって、劇的に状態が回復。「完全な回復は望めないかもしれない」と専門医からいわれるほどのケガが、ひとりの治療家の施術によって改善されたことに衝撃を受け、自身も治療家になることを志す。

帝京医学技術専門学校柔道整復科卒業後、31歳のときに東京・月島に月島整骨院を開業。その後、20年間に約25万人の一般来院者を得、多くの臨床経験を積んだあと、「治療界全体の技術力、質を向上させることがより多くの人たちの幸せにつながる」との思いから、〝治療家のための治療家〟の道へ。

これまで指導したプロの治療家は1000人以上、指導を受けた治療家は全国各地で高い評価を得て活躍をしている。

治療法は、カイロプラクティックやオステオパシーなど欧米で生まれた代表的な整体法を基礎としながらも、「治療はつねに最新の知見に基づいた最新の技術であるべき」との信念から、独自の整体法を次々に開発。治療家の間では、人体の持つエネルギーの力に着目した画期的な施術法、「量子力学」を取り入れたコールドフュージョンテクニック（CFT）や、クラニアルテクニックなどの創始者として知られる一方、日本古来の伝統的な整体法のひとつである〈手当て〉と〈呼吸〉を七沢研究所との共同研究などを通じて現代の視点から再発見、〈和整体〉と名付けて体系化にも挑んでいる。本書で紹介する〈和整体セルフケア〉もそこから生まれたエッセンスの一つである。

目次

1 病気の原因はあなたがつくっているのかもしれない

ぎっくり腰の患者さんが、私のところにもたくさん来院されます。

ほとんどの人が、

「重い荷物を移動させようとしたら、腰がギクッとなってしまいました。あんなところに荷物を置いておくなんて困ったものですよ」

と、腰を痛めたときの様子を事細かに説明してくれます。

私はそういうとき、話を遮って、

「ぎっくり腰になったときのことは、あまり関係ないんですよ」

と、いうことがあるのですが、するとみなさんは、きまって「えっ？」と怪訝そうな顔をします。

どうして関係ないのですか？　眼がそう訴えています。

ぎっくり腰というのは、動けなくなるほど痛いわけで、何とか治したいと、すぐに整形外科や治療院に駆け込みます。いろいろな治療をやってもらうと、その場では治らなくても、家へ帰って、安静にしていると良くなります。

「ああ、治してもらって良かった」

と、喜んで、また仕事に出かけて行きます。

ところが、しばらくすると、また重い物を持ったりしたときに、ギクッとやってしまいます。この間もあそこで治してもらったからと、いつもの整形外科や治療院で治療を受けて、とりあえず、何とか良くなる。

そんなことを繰り返す人がとても多いのです。

私の場合は、初診のとき、手技による治療をしない場合もあります。腰の痛みをとることは難しいことではありません。痛みをとってあげて、治療費をいただいて、それでおしまいにするということもできます。

しかし、そのままではまた何かの拍子に再発してしまいます。

それでは、治療家としての私のプライドが許しません。**せっかく、私のところへ来てくださったのだから、二度と再発しないくらいにして治療を終わらせたいのです。**

そのためには、手技をして終わるのではなくて、患者さんには、「どうしてぎっくり腰になったか」を知っていただきたいのです。

だから、初診のとき私は、もっぱら患者さんと二人で、まずは話をします。

何の話をするのかというと、

「ぎっくり腰になった原因は何だと思いますか」

ということです。重い荷物を持ったからという答えでは不十分です。同じ荷物を同じように持ってもぎっくり腰にならない人もいるのですから、それが原因とはいえません。

そして、その荷物を置いた人が悪くてぎっくり腰になったわけでもないということも、しっかりとわかっていただかないといけません。

患者さんは、腰をさすりながら、あれこれ考えます。

さて、**ぎっくり腰というのは、長い間、腰に負担がかかり続けてきた結果、起こるものです。腰は、ずっと悲鳴を上げていたはずです。**にもかかわらず負担をかけ続けて、腰を痛めつけ、ついには、重い荷物を持ったことが引き金になって、強い痛みが出てしまったのです。

「一体、誰が悪いのでしょう」

ということも考えていただきます。

もし、姿勢が悪くて腰に負担がかかり続けていたとしたらどうでしょうか？

荷物を置いた人が悪いのでしょうか。

違いますよね。上司も親も友だちも関係ありません。

そう、**悪いのは、ぎっくり腰になったあなた、あなた自身です。**

自分が悪い姿勢で暮らしてきた結果がぎっくり腰なのです。

そこをわかってもらわないと、いい治療はできません。

こういうことをいうと、身も蓋もなくなってしまいますが、ぎっくり腰は、整形外科や治療院へ行かなくても、しばらく安静にしていれば痛くなくなります。でも、それでは治ったことにはなりません。痛みに焦点を当てるのではなく、その根本原因を見る必要があるのです。

長い間の習慣が、骨格の歪みを生み出し、それが腰に負担をかけることになって、ぎっくり腰になったということに気づいていただきます。その上で、骨格を矯正していきます。そうしないと、また同じような生活を続ければ、同じように骨格が歪んでしまい、またぎっくり腰になってしまうのです。もとのもくあみです。

病気になる、体調が悪くなるというのは、自分に責任があると考えてください。そこからスタートしないと、病気も治りませんし、もちろんセルフケアもできません。

では、インフルエンザなんかは、どうなんだという質問もあります。あれは、ウイルスのせいじゃないかといわれます。

しかし、学級閉鎖になるくらいにインフルエンザが流行っても、発病しない生徒はたくさんいます。それはどうしてなのだということです。免疫力がしっかりと働いていれば、いくらインフルエンザが猛威を振るってもビクともしないということもあるのです。

では、免疫力を落としたのは誰ですか？

疲れているのに受験勉強だからと無理をしたためかもしれません。ゲームが大好きで、不規則な生活をしているからかもしれません。お菓子ばかりを食べるような食生活に問題があるかもしれません。いろいろな原因があるけれども、自分で選択したりして変えられることはたくさんあるはずです。

それをしないで、免疫力が落ちるような生活を続けてしまったためにインフルエンザにかかったとしたら、それは自分が悪いのだといわれても、文句はいえないでしょう。

人のせいにしたり、ウイルスの責任にしていては、自分の身体のことはいつまでたってもわからないし、健康や病気について深く考えようとしません。そうじゃなくて、**病気は自己責任。それくらいの覚悟をもって生きてほしいのです。**そういう考え方をして、治療や健康維持に取り組むと、自然治癒力を活かしやすくなります。

2　身体が出しているサインに気づく脳と身体をつくる

〈痛み〉があるかないか。多くの人はこのことを、自分の身体が「健康な状態にあるか否か」の判断基準にしているのではないかと思います。実際、どこかに少しでも〈痛み〉があると、穏やかな気持ちでいられないのが人間です。

中には、痛めつけられることが快感だという人もいるでしょうが、普通は、なるべく痛みは勘弁してほしいと思っているのではないでしょうか。

しかし、もし、「〈痛み〉がなかったら？」ということを考えてみてください。

料理のときに包丁で指を切ったとします。

「痛い！」

と、包丁に力を入れるのをストップしたり、切れた手を引いたりします。それで、かすり傷ですむわけです。

〈痛み〉を感じなかったらどうなるでしょうか。

指を切り落としても気がつかないかもしれません。

〈痛み〉を感じるからこそ、大ケガをせずにすむ、ということはよくあることです。

今は、癌がとても増えています。

癌の中でも怖いのが膵臓癌です。なぜ怖いのか。それは自覚症状がなく、異変を感じて検査を受けたら、すでに手遅れになってしまっていることが多いからです。

肝臓も沈黙の臓器といわれています。自覚症状が出ないのです。だから、おかしいぞと思ったときには、かなり進行していて、治療法がなかったりします。

違和感がないと、人は正常だと勘違いしてしまいます。身体の中で何か異変が起こっているとき、もっとも強烈な信号として発信されるのが、実は〈痛み〉なのです。

〈痛み〉が出るから、人は、自分の身体の中に何か問題が起こっていると感じ、対策をこうじようとするわけです。

〈痛み〉は、本当は、私たちに危険を知らせてくれるありがたいものなのです。

また、〈痛み〉は、危険を知らせるだけでなく、自然治癒力が働く

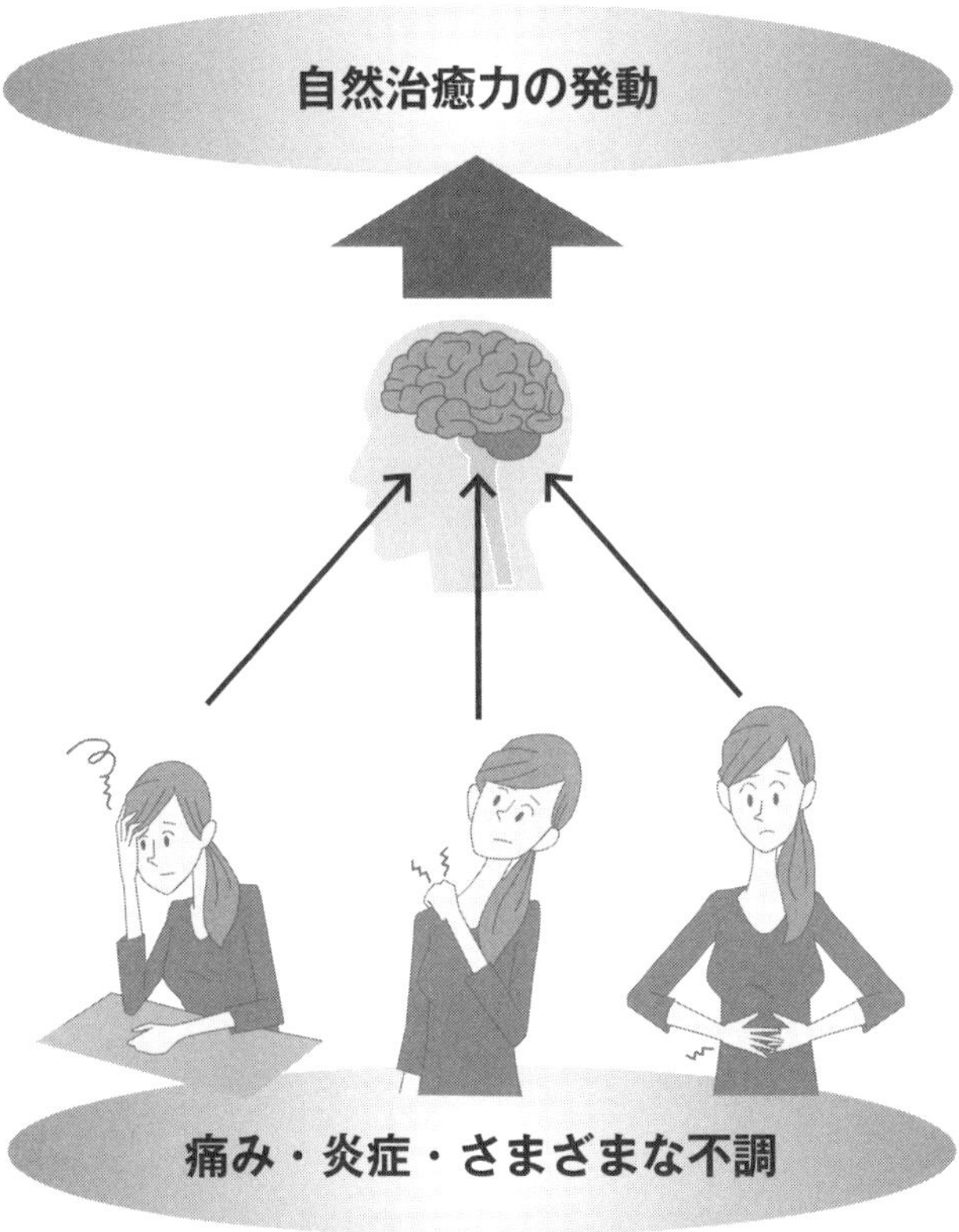

痛みや症状といったサインによって脳に不調があることを知らせ、
その刺激によって自然治癒力が促される

上でもとても大切な役割を果たします。

たとえば、身体の中に炎症が起こったとします。そうすると、自然治癒力はそれを修復しようとします。問題のある箇所に血液をどんどん送ります。新しい細胞を作るためには血液が必要だからです。さらに、炎症を起こした細胞を処理するために白血球も出動します。火事が発生したときに、消防車や救急車が駆けつけるようなものです。そのときに〈痛み〉が信号になります。

〈痛み〉は119番通報のようなものです。

異変があると、〈痛み〉という信号が脳に伝わり、脳は自然治癒力の発動を指示するのです。そして、血流が良くなって、消火作業をしているときも、やはり〈痛み〉は発生します。

〈痛み〉は悪いものだと決めつけていると、〈痛み〉が出たときに、すぐに鎮痛剤を飲んでしまいます。

鎮痛剤というのは、炎症を起こしている部分への血流を少なくして痛みを抑える作用があります。せっかく、自然治癒力が、異変のあるところを修復するために血液を送り込んでいるのに、それをストップさせるのですから、かえって治癒は遅くなってしまいます。

それに〈痛み〉という信号が脳に送られなくなると、脳は、もう治ったと判断しますから、自然治癒力の働きにストップをかけてしまいます。

風邪をひいて熱が出るというのも、自然治癒力が働いているからこその現象です。ウイルスが侵入すると免疫力が作動します。一生懸命に異物であるウイルスを排除しようとしてくれます。

そのときに熱が出るのです。

熱を下げるというのは、免疫力の働きを低下させることです。

鎮痛剤も解熱剤も、あまり乱用しないことです。しかし、薬は悪いばかりではありません。〈痛み〉が激しくて眠れなかったり、いつまでも痛みが続いたり、高熱が出て体力が低下したときには、自然治癒力も弱くなってしまいます。緊急避難的に、薬を飲んで〈痛み〉や熱を抑え、自然治癒力の回復を待つことも必要です。

そういうときも、セルフケアを知っていれば、まずはセルフケアをして痛みや熱に対処し、それでもダメなら薬に頼ってみるという選択ができます。

近年、薬を嫌がる人が増えてきましたが、薬も使いようです。決して、頭から否定することはないと思います。

〈痛み〉や熱ばかりではなく、身体の反応で、不要なものは何一つありません。そして、その反応が起きる原因は自分自身にあります。

例えば、椎間板ヘルニアになる人は、バランスが崩れた背骨が、バランスをとるために椎間板ヘルニアを作っているのです。

背骨がアンバランスになったのには理由があるはずです。

それを見ずに、背骨ばかりを矯正しようとしても、根本的な治癒にはなりません。

〈痛み〉を好きになれとはいいませんが、身体の異変を知るには、とても大切な信号だということは、覚えておいてください。

3 ―〈自然治癒力〉を発動する

〈自然治癒力〉という言葉を、最近、よく耳にするようになりました。

文字通り、**自然に自ら治る力**です。身体が勝手に治っていくのに任せることです。

私たちは、〈自然治癒力〉の働きについては、体験上、よく知っています。

転んで膝を擦りむいたり、料理のときに包丁で指に切り傷をつけたとします。よほどの大ケガではない限り、病院へ行ったりはしないと思います。

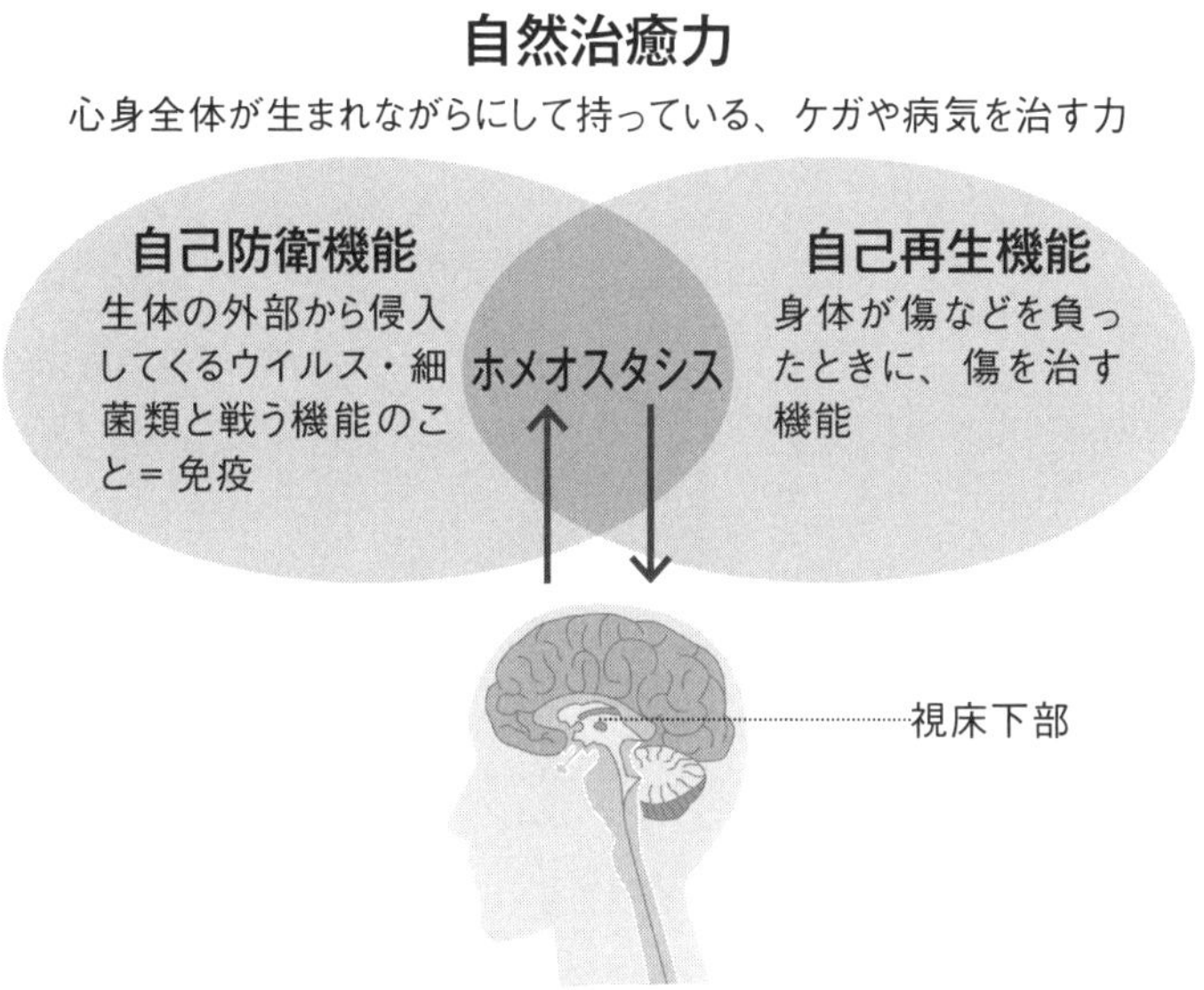
自然治癒力
心身全体が生まれながらにして持っている、ケガや病気を治す力
自己防衛機能
生体の外部から侵入してくるウイルス・細菌類と戦う機能のこと＝免疫
ホメオスタシス
自己再生機能
身体が傷などを負ったときに、傷を治す機能
視床下部

ホメオスタシス（恒常性）の維持をおもに司っているのが間脳視床下部。その指令の伝達網の役割を自律神経系や内分泌系（ホルモン分泌）が担っている

それでも、しばらくすると出血は止まります。何日かするとかさぶたができて、それがとれれば、新しい皮膚ができて、傷がふさがります。身体は治し方をちゃんと知っているのです。

すごいシステムだと思いませんか？

これが車だとそういうわけにはいきません。ボディに傷をつけたり、へこませたりすると、板金工場で修理をしてもらわないと元には戻りません。車の傷が自然に消えてしまったよということは聞いたことがありません。

もし、〈自然治癒力〉がなければ、手術という治療法は成り立ちません。手術が終わると、傷口は、糸で縫合したりして、ホチキスのような器具で閉じられますが、

糸や針が傷を治すわけではありません。

傷口が開くのを防ぐだけで、**傷口が治るのは、その人がもっている治る力＝〈自然治癒力〉によるものです。**

〈自然治癒力〉がなければ、傷口はふさがりませんし、出血も止まりません。

先ほど触れたぎっくり腰ですが、骨格の歪みが原因だといいました。しかし、最初のうちは、骨格が歪めば、それを〈自然治癒力〉が修復

していたはずです。しかし、骨格が歪むようなことをずっと続けていると、〈自然治癒力〉が追い付かなくなってしまって、ついには腰に痛みが走るのです。

〈自然治癒力〉で対応できる時点で、自分の悪いところに気づくことが大切です。

インフルエンザウイルスが侵入した場合には、〈自然治癒力〉の一つである免疫力が大活躍します。侵入を察知すると、白血球がウイルスに対して攻撃を仕掛け、排除しようとします。ところが、免疫力が十分に働かないと、ウイルスがどんどん増殖していき、インフルエンザを発症してしまうのです。

そして、その**〈自然治癒力〉は、実は、脳の働きと密接な関係があります。脳が、ホルモンの分泌や自律神経の調整をはかり、ホルモンや自律神経が正常に働くことで、〈自然治癒力〉の働きも高まります。**

4 身体のサインに敏感になるには…

身体というのは、いつも何かしらのサインを出しています。

痛みもそのひとつですが、耐えられないほどの痛みが出るまでには、身体にはさまざまな兆候があったはずなのです。それに気づかないから、寝込んでしまうような痛みにまで発展してしまうのです。

ぎっくり腰でも、痛くて歩けなくなるまでには、いくつもの違和感が腰にあったはずです。腰ではなく、ほかの部分に違和感が出る場合もあります。

アトピーでも、ひどい湿疹が出るまでには何らかのサインがあるはずです。

「何か変だぞ」と、感じるものがあったはずなのです。

その時点で対処をしておけば、動けないほどの痛み、眠れないほどの皮膚のかゆみは、未然に防ぐことができたかもしれないのです。

よく風邪をひくという人がいます。

風邪をひくというのも身体のサインのひとつです。

風邪をひいたときは、免疫力が下がっているのかもしれないと考えて、何らかの手を打てばいいのです。忙しい日が続いていたら、ちょっと休んでみる。サプリメントをとってみる。食生活が乱れていると思ったら、改善してみる。運動不足だと思ったら散歩をしてみる。

いろいろな手が打てるわけです。

現代人は、身体のサインにとても鈍感になっています。

せっかく身体が、「ちょっと気をつけた方がいいよ」と教えてくれているのに、

本人が気づかずに、昨日と同じように今日を過ごしてしまいます。

なぜ、こんなにも鈍感になっているのでしょうか。

忙し過ぎて、身体のサインに意識を向ける余裕がない、ということもあるのでしょう。腰に違和感があっても、「動けるからいいや」とか「治療院へ行っている暇なんかない」ということで、そのままにしておくから、ある日、重い物を持ったり、腰を曲げたりひねったりした拍子にギクッとやってしまうのです。

しかし、痛みが取れて仕事に復帰するまで数日がかかります。時間がもったいないとサインを無視したばかりに、余計に時間を無駄にし

てしまうことになってしまうのです。
常に身体が発するサインに意識を向けることです。そして、違和感があったら、すぐに対処することです。

健康のためにがんばって運動をしている人がたくさんいます。

朝早く、あるいは夕方、ジョギングしている人の姿は、どこでも見られます。運動するのはいいのですが、仕事が忙しい中で運動をするわけだから、疲れがたまってきます。疲れも身体のサインですから、疲れを感じるようだったら、ジョギングは休むべきです。そして、疲れがとれたら、また運動をすればいいのです。休むことも、立派なセルフケアです。

しかし、疲れを感じても休まないで運動を続ける人がけっこういます。続けないと健康になれないという強迫観念があるのでしょうか。

そうすると、どんどんと疲れがたまっていく。そして、ついには、ダウンしてしまう。健康のために始めた運動なのに、身体のサインに気づかなかったり、気づいても対策をこうじないから、逆に不健康になってしまったりするのです。

身体のサインに早く気づくには、サインに意識を向けると同時に、サインに気づくことができる敏感な身体を作らないといけません。

私のところへ通っている人の中には、腰の治療をしていたら、足首が痛くなってきたというような人がいます。治療をするうちに、身体が敏感になっていきます。そして、それまで感じなかった痛み＝身体のサインを感じるようになります。

そんなときには、その痛みを頼りに、治療をします。そうすることで、身体全体が元気になっていくのです。

私のところで治療をしている患者さんの中には、「風邪をひきやすくなったのかな？」と疑問に思う方もいますが…

これまでは、滅多に風邪をひかなかったけれども、ひいてしまうと熱を出して数日間寝込むという状態だったといいます。それが、ちょっと鼻水やくしゃみが出たり、熱っぽいと、すぐに休んだり、サプリメントや薬で対処できるようになり、仕事を休むほどでなくなったと喜んでくれます。要するに、風邪の症状に自らが敏感になり、体調管理が自らできてきて、重症化しないので、「あれ？ひきやすくなったかな」と最初は思うかもしれませんが、結果的にはＯＫということなのです。

日ごろからセルフケアをしながら、敏感な身体を作り、違和感があったら、すぐに対処をすることが大切です。

5 なぜアトピーになってしまうのか？

アトピー性皮膚炎もとても増加している病気のひとつです。私は数多くのアトピー性皮膚炎の患者さんを治療してきました。

すでに知っていることかもしれませんが、なぜアトピー性皮膚炎になるのか、その理由を、もう一度、おさらいしてみます。アトピー性皮膚炎は、喘息や花粉症と同じようにアレルギーのひとつです。

アレルギーというのは、免疫の異常反応によって起こります。

免疫というのは、身体を守るための機能です。

免疫がなければ、私たちは病原菌やウイルスには対処できません。すぐに感染してしまいます。癌も、免疫がなければ、無人の野をいくように増殖していきます。それでは、とても命を維持することはできません。

このように**免疫は大変ありがたいのですが、ときに、過剰に反応することがあります。それが、アトピーなどのアレルギー症状です。**

では、なぜ、免疫は過剰反応をするのでしょうか。

それは、体内に毒素がたくさんあるからです。免疫というのは、異物を攻撃し、外へ出そうとします。体内の異物が排除できたら、そこで免疫の働きは終了です。静かに、次の出番を待つわけです。

ところが、体内に排除しきれないほどの毒素があったとしたら、免疫は休みなく働かないといけません。それでも排泄できない。そのために、免疫もカッカカッカして、過剰に反応し、治ろうとするがゆえ、身体のあちこちに炎症を起こしてしまうことになるのです。

では、なぜ毒素を排泄することができないのでしょうか？

それは、身体の機能、特に内臓の機能が低下しているからです。

では、どうやって内臓の機能を正常に上げるかというと、ここが、私の治療分野ですが、私の場合は、背骨や骨盤を矯正し、背骨を正常な位置に戻すことをします。入れ物を治すことで、内臓の機能も最適に戻せるのです。ですから、骨格や内臓が正常に戻れば、排泄機能も高まります。

排泄機能が悪いと、常に毒素を体内にとどまらせることになり、身体は、それでは困りますので、何とか毒素を排泄しようとし、免疫も必要以上にがんばるのです。

その結果が、アトピーだったり喘息だったりするのです。

皮膚の弱い人だとアトピー性皮膚炎になり、鼻や頭蓋骨の動きの悪い人だと鼻炎として、目の粘膜が弱い人は結膜炎として、気管支の弱い人は喘息として出てくるのです。

これは、もともとは、そのまま毒素が体内に留まっていると重大な病気になるので、身体が何とかバランスをとって生きて行こうという命を守るための身体の知恵、働きなのですが、

病院へ行くと、炎症を押さえるステロイド剤という免疫反応抑制薬が投与されることがよくあります。魔法の薬のように、炎症はすぐになくなり、かゆみからも逃れることができます。

免疫を下げて、免疫力の発現である炎症が起こらないようにコントロールしてしまうわけですから、症状が抑えられるのは当然のことです。しかし、毒素はたまったままです。外に症状が出ない分、内側がダメージを受けることになります。

長くステロイド剤を使っている人が急にやめてしまうと、抑えられていた免疫力がバーンと一気に解放され、たまった毒素を排除しようと、大慌てになります。「毒素がこんなにある！これはまずい！」と免疫はものすごく頑張ります。急にひどい症状になるのも当たり前です。うなずけます。

大事なことは、症状として出ているアトピーを治そうとしないことです。アトピーは、必要だから出ています。治すには、アトピー性皮膚炎というサインを必要としない、出さなくてもよい、毒素のない身体を作ればいいのです。

6 原因は痛みのあるところにある？

ところで。みなさんへ質問です。ぎっくり腰は、どこが悪いのだと思いますか？　アトピー性皮膚炎は、どこの病気だと思いますか？

常識的には、ぎっくり腰は腰だし、アトピー性皮膚炎は皮膚が悪いという答えが返ってくるでしょう。

だから、ぎっくり腰になったと病院や治療院へ行けば、腰のマッサージをしたり、腰に湿布を貼りますし、アトピー性皮膚炎だと、皮膚に薬を塗ったり、スキンケアを指導されます。

しかし、**症状が出ている部分ばかりをいじっても、一時的には良く**

なるかもしれませんが、すぐに再発する場合がほとんどです。

それはなぜかというと、症状が出ているところに原因がない

からです。

プロジェクターを使ってスクリーンに画像を映しているとします。人の顔だとしましょう。シワが多いので修正したいと思ったとき、絵具をもってスクリーンに近づいていき、シワが目立たないように絵具を塗ってシワを消してしまいました。

さて、これで問題は解決したでしょうか?

一時的には、シワは消えたように見えるかもしれません。しかし、ほかの会場で映したら、やっぱりシワの多い顔が映ります。また、絵具で修正するのでしょうか。

それよりも、パソコンに保存してある元の写真を修整したり、差し替えたりした方が本質的な解決になるはずです。

症状が出ているところだけを治療するのは、スクリーンに色を塗るようなものです。

問題は、スクリーンではなく、もとの写真にあるのですから、そこに手を加えないといけません。

よくスポーツの一流選手が、膝が痛くて思うようにプレーができないと訴えて、治療に来られます。

ほとんどの場合、膝に原因があるわけではありません。膝が痛いのに膝に問題がないとは、これいかにと思われますね。膝ばかりを治療しても、なかなか良くなっていきません。その場では痛みが取れても、またしばらくすると、痛みが出てきます。

それは、膝はスクリーンに映っている画像のようなものだからです。痛いのは膝であっても、腰とか股関節とか足首とか首とか、離れた場所に問題があるというのは、決して珍しいことではありません。

面白いのですが、

痛めている膝を治療すると、腰とか足首の痛みが

出てきます。そこの痛みをとると、また別のところが痛くなってきたりします。痛みが移るというのは、原因となっている場所にどんどん近づいていっているわけです。一つ一つ丁寧につぶしていくと、膝には触っていないのに、膝の痛みも消えますし、ほかの部分も快調になります。原因がとれるわけですから、再発することもありません。

顎関節や首の痛みの原因が、遠く離れた足首にあることもあります。足首を治療することで、顎や首が良くなってしまうのです。

そういう人に詳しく話を聞くと、数十年前の学生時代にひどい捻挫をしたことがあるという事実が発覚したりします。それが年をとって、足首ではなく遠く離れた場所に症状が出てきたのです。

人間の身体というのは、部品の集まりではありません。

すべてがつながり合っています。肩凝りも肩の問題だけではないのです。内臓の状態とも深く関係しています。

頭痛があるという人がたくさんいます。手っとり早く痛みを取る方法は頭痛薬を飲むことです。しかし、それでは健康になったとはいえません。

頭が痛いのは、実は仙骨（骨盤の真ん中の骨）の傾きが原因という場合もあります。

仙骨が傾くことで、頭蓋骨も正常に働かなくなります。これも、お尻のところと頭ですから、遠く離れているので「まさか」と思ってしまいますが、実は密接につながっています。

頭蓋骨が正常に動かないと、先にも触れたように、脳脊髄液がスムー

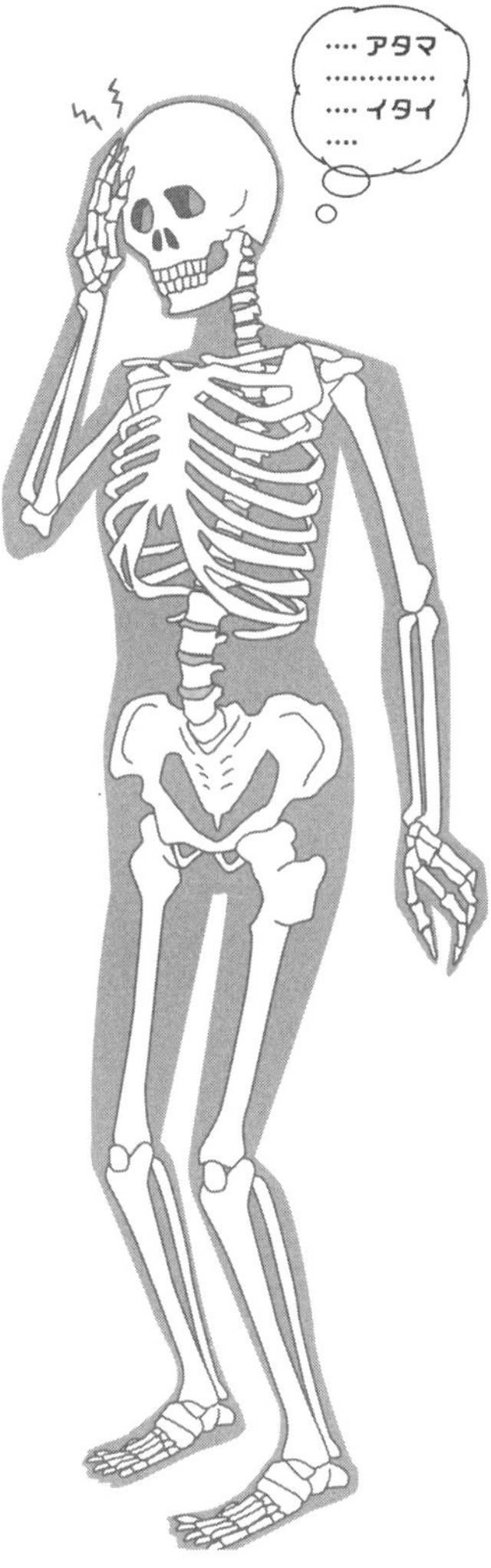

ズに循環しません。それがもとで、頭痛が引き起こされるのです。ですから**私は、頭が痛くても頭だけを施術をすることはせず、**まったく関係ないと思われる骨盤も含めて矯正します。**仙骨が正常な位置に収まると、頭蓋骨が正常に動き出し、頭痛が良くなる場合があるから**です。

背中の痛みを訴える人が増えています。みなさん、湿布を貼ったりしていますが、なかなか良くなっていきません。

背中の痛みの場合、温度差によって腎臓が下垂し、大腰筋が収縮して起こっている場合も多いのです。原因が腎臓の位置と腰の筋肉にあるのに、背中をいじっても治るはずがありません。

背中の痛みをとるには、大腰筋や骨盤も治療します。それによって、腎臓も元の位置に戻ります。背中の痛みも改善します。

症状の出ているところに原因はない

と考えてください。どんな症状でも、それが出ている場所ばかりに意識を向けるのではなく、身体全体のバランスの問題だということを考えてみてください。

セルフケアでも、あまり症状にとらわれないことです。腰が痛くても首が痛くても、その原因は同じところにあったりします。

痛いところの痛みをとる治療をすればいいということではなく、どんな症状でも、全身のバランス、骨格や内臓の位置や機能といったことに注意を払う必要があります。

7 ―〈健康〉とはどんな状態か?

ではこのへんで、「治療家の私が考える〈健康〉とは、どういう状態か」という話をしましょう。

〈健康〉になりたいとは誰もが思っているはずです。しかし、どういう状態を〈健康〉だというのかがはっきりしていないことが多く、漠然と〈健康〉を望んでしまっていては、本当の意味での〈健康〉にはなかなかなれません。

身体を整える側からいう〈健康〉というのは、身体の機能が正常に働いている状態のことです。

正常に働くといっても、身体はいつまでも新品ではいられません。車でも、いくら整備をして丁寧に使っていても、

時間がたてば、どこかに不具合が出てきます。

人間の身体も同じです。どれだけ注意していても、必ず不調というのは出てきます。

そこで必要な三つの力があります。まずは、これを覚えておいてください。

一つ目は、不調をいち早く察知する力。
二つ目は、不調から回復する力。
三つ目は、不調をつくらない、再発しない力。

正常に働いていてほしい機能というのは、この3つです。

身体が発しているサインに敏感になる、ここが始まりです。

風邪をひきました。

すぐに「これはやばい」と思って温かくして休んだので、一晩で治りました。これはＯＫです。いち早く察知していますし、回復する力を生かしています。

しかし、熱が出るまで気が付かず、寝込んでしまって一週間たっても治りません。二週間後に声が出なくなりました。さらにこじらせてしまって別の病気になってしまいました、というのでは困ります。

鈍感だし、治る力もうまく発揮されません。

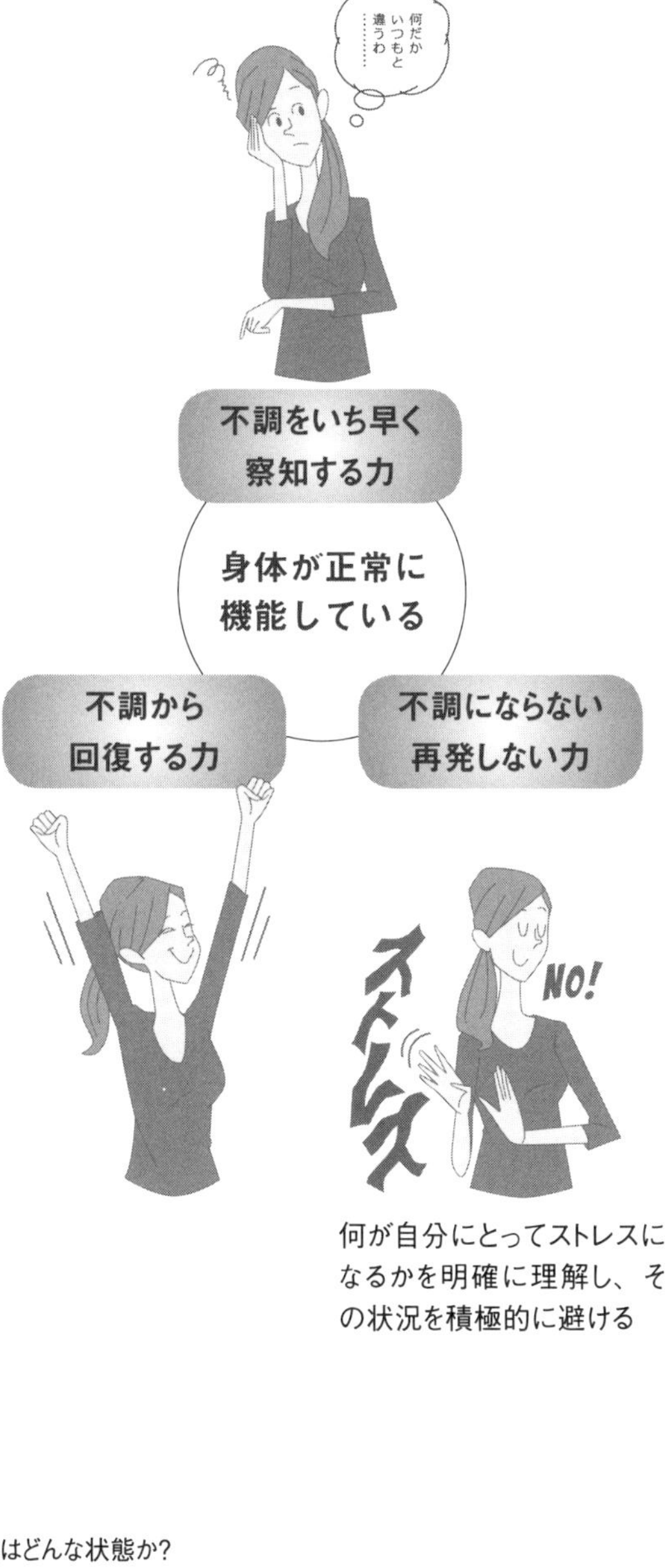
何だか
いつもと
違うわ……
不調をいち早く
察知する力
身体が正常に
機能している
不調から
回復する力
不調にならない
再発しない力
ストレス
NO!
何が自分にとってストレスになるかを明確に理解し、その状況を積極的に避けるまったく身体に異常がないところから、何か問題が生じたとき、まずは症状が出ます。痛みだとか、疲れとか、めまいといったものです。さらにそれが進むと病気になるわけです。

症状が出て、病院へ行って検査をしてもらったのだけれど、異常が見つからないということもよくあると思います。

「背中が痛むのですが」

と、病院へ行くと、レントゲンを撮るなどの検査をしてもらいます。しかし、検査では異常が見つからない。お医者さまは、

「異常ないですね。ちょっと様子を見ましょう」

という診断を下します。

異常がないといわれれば患者さんはホッとします。しかし、背中が痛いのは間違いありません。何も異常がなければ、背中は痛くならな

いはずです。

検査ではわからないだけ

で、何か問題があるから背中が痛いわけです。

ここで、そのままにしておくと、自然治癒力によって回復していくこともありますが、さらに症状が進んで、病院へ行ったら病気と診断されることになるリスクもとても高いわけです。病気と診断されてなくても、症状が出ている時点で、何か対処をしておく必要があります。

病院に頼ってばかりいると、どうしても鈍感になってしまいます。自分が感じていることを大切にしてください。

そして、その上でのセルフケアです。症状が出て病気に進んでいくというベクトルの向きを、セルフケアをすることによって、逆の方向に変えることができるのです。

わかりやすいので、癌を例に健康について具体的に見ていきます。

癌は、今や二人に一人がなる病気です。他人事ではありません。あるとき、癌細胞が発生し始めます。しかし、免疫力が高まっていれば、発生した癌細胞もすぐに消失し、元の、癌細胞のない状態に戻ることができます。健康な状態に戻ります。

癌細胞は、誰の身体の中でも、一日に数千個発生しているといわれていますが、それでも、免疫力などの自然治癒力が、癌細胞が大きく成長する前に、消し去っていますから、大事に至らないわけです。

こういう具合に回復力がある状態だといいのですが、免疫力が低下していたりして、癌細胞が排除できないと、癌細胞が成長して、静かに静かに増殖していきます。そして、ある程度成長すると、検査で発見されたりして、症状が出てきて、そこで初めて治療を受けるということになります。

癌が見つかっても、手術で取り切れたら、「良かった良かった」ということになるのですが、

さてそれでいいのでしょうか。


〈健康〉になれたといえるのでしょうか。

癌になるというのは、免疫力の低下などで、自然治癒力が十分に働いていなかったからです。だから、小さな癌細胞を見逃してしまって、それが増殖して大変なことになってしまいました。

手術で癌を取り去っても、自然治癒力が十分に働いていなかったという状態は変わっていません。

そうなると、また、**癌が増殖してくる危険性はとても高いわけです。**

三つ目の力、つまり、再発しない状況を作ってこそ、健康だという ことになるのです。

免疫力が下がったままにしておいて、再発する可能性は限りなく高いと思われます。免疫力を高めるための何か手を打つことです。

再発を防ぐために食事に気をつける人もいれば、サプリメントを飲む人もいれば、整体で身体を整える人もいると思いますが、いかに再発を防ぐかを考え、〈健康〉への道、

不調をつくらない力

を養ってほしいと思います。

この三つ目の力を養うことは、**ある意味究極のセルフケアといえるかもしれません。**よく大病をした人が、病気の治癒後に生まれ変わった心境になる場合がありますが、それはこの三つ目の力が強力に発動

された結果と思われます。病気を通じて自身の健康観、意識が変わり、不調をつくらない力が生まれたことで今までの生活様式を変えることができたのです。

8 ―セルフケアの基本は〈手当て〉

ここでは、セルフケアの基本的な考え方について話します。

母親というのは、子どもにとっては、最高の医者であり治療家です。

何しろ、母親は、赤ん坊のころからずっと子どもを観察していますから、ちょっとでも具合が悪いとピピッと察知します。自分のことだと我慢しがちですが、自分のことではない上に愛する我が子のことですから、なおさらです。

つまり、子どもの身体のサインにすぐ気がつくことができるのです。

いつもと違う、何か違う、異変を本能的に嗅ぎ分け、すぐさま何とかしようと対策を考えます。いうなれば、母親は、子どもにとって自然治癒力のようなものです。

私は、治療家の方に、

「治療をするとき、自分を犠牲にしてはいけないよ」と

よくいいます。一生懸命になり過ぎて、患者さんの悪い部分を引き受けてしまったりすることがあるのです。腰が痛い患者さんが来ると、がんばって患者さんの腰痛を取り除いてあげるのですが、家へ帰ると、自分の腰が痛くなってしまうという治療家の方がいます。

治療家の方だけではなく、敏感な人だと、大腸癌の人のお見舞いに行くと下痢になってしまったりします。

医者も治療家も病人ばかりを相手にしていますから、それをいちい

ち引き受けていたら、身体がいくつあっても足りません。そこは、きちんと防御をしておく必要があります。

しかし、親と子は別です。熱を出して苦しんでいる子どもを看病しながら、

「できることなら代わってあげたい」

と、お母さんはよくいいますが、それは紛れもない本心だと思います。母親にとって、子どもは分身ですから、子どもの苦しみは自分の苦しみ。子どもが楽になれるなら我が身はどうなってもいいと思えるのです。

そこまでの気持ちになるのは、他人である医者や治療家には無理な話です。その時点で、もう〝癒し手〟としては、母親に負けてしまっています。

だから、私たち治療家は、技術を磨かないといけません。思いが足りない分は、技術でカバーしていくのです。

さて、技術のない母親であっても、その思いだけで、子どもの病気やケガを癒すことができます。

たとえば、子どもが喘息で苦しんでいるとします。母親は無意識に、子どもの背中や胸をさすってあげているはずです。

気持ちを込めて、できることなら代わってあげたいと思いながら、背中や胸に手を当てて、さすります。子どもは、苦しい中でお母さんのやさしい手の温もりを感じます。それで安心し、症状も収まるのです。

救急車が来るまでの間、救急車に乗って病院へ着くまで、

一生懸命に子どもの背中や胸をさすってあげてください。これがセル

フケアの重要な基本です。

私の治療院は東京にありますが、九州とか北海道とか、遠いところからお子さんを連れて来られる患者さんがたくさんいます。アトピーだったり、喘息だったり、毎日、つらい思いをしているお子さんです。私の治療は、どんなに重病の人でも、30秒とか1分で終わります。それで十分だからです。良くなるからです。

もちろん、「治療が短すぎる」と文句をいう患者さんはいません。価値を認めているからこそ、たった30秒から1分の治療のために、遠くから時間とお金をかけて来てくださるのです。

遠くの方は、東京までそう何度も来ることができませんから、私は、セルフケアのやり方をお教えするのですが、極端なことをいえば、子どもを思う気持ちがあれば、技術なんてどうでもいいのです。

黙っていてもいいし、話しながらでもいいし、やさしくさすっているだけでいいのです。抱っこしてあげてもいいでしょう。

恐るべきは母のエネルギーです。

昔から〈手当て〉とよくいいます。文字通り、手を当てることです。どこか痛いところがあれば、無意識に痛みのあるところに手を当てます。あれは、人間の悪いところを治そうという本能からくるものです。

子どもが転んで泣いていたら、けがをしたところに手を当てて、「痛いの、痛いの、飛んで行け」と呪文のように唱えると、本当に痛みが和らいでしまいます。

セルフケアの〈手当て〉も、母親が我が子にする〈手当て〉と同じです。

自分でやる場合、腰が痛ければ、腰に手を当てます。自分の身体ですから、精いっぱい、いたわりの気持ちをもって当てましょう。そして、「痛いの、痛いの、飛んで行け」というだけで、痛みは和らぎます。
腰の痛みが和らぐと、別のところに痛みや違和感が出たりします。
そこに手を当てます。そこの痛みが和らぎます。また違うところに出

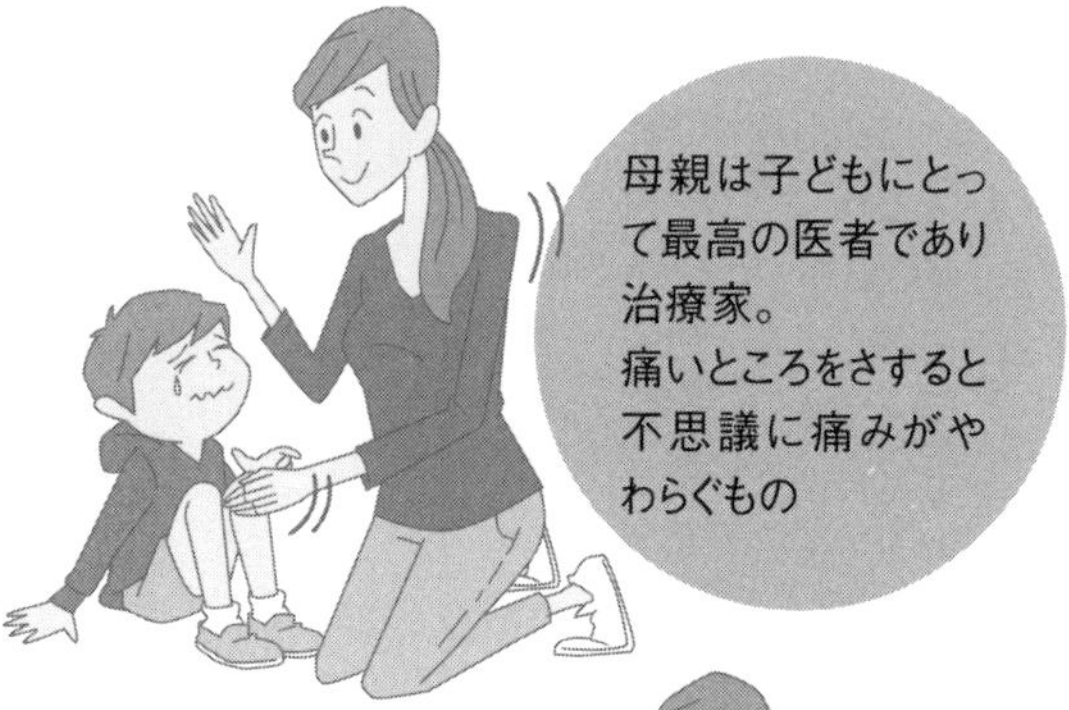
母親は子どもにとって最高の医者であり治療家。
痛いところをさすると不思議に痛みがやわらぐもの

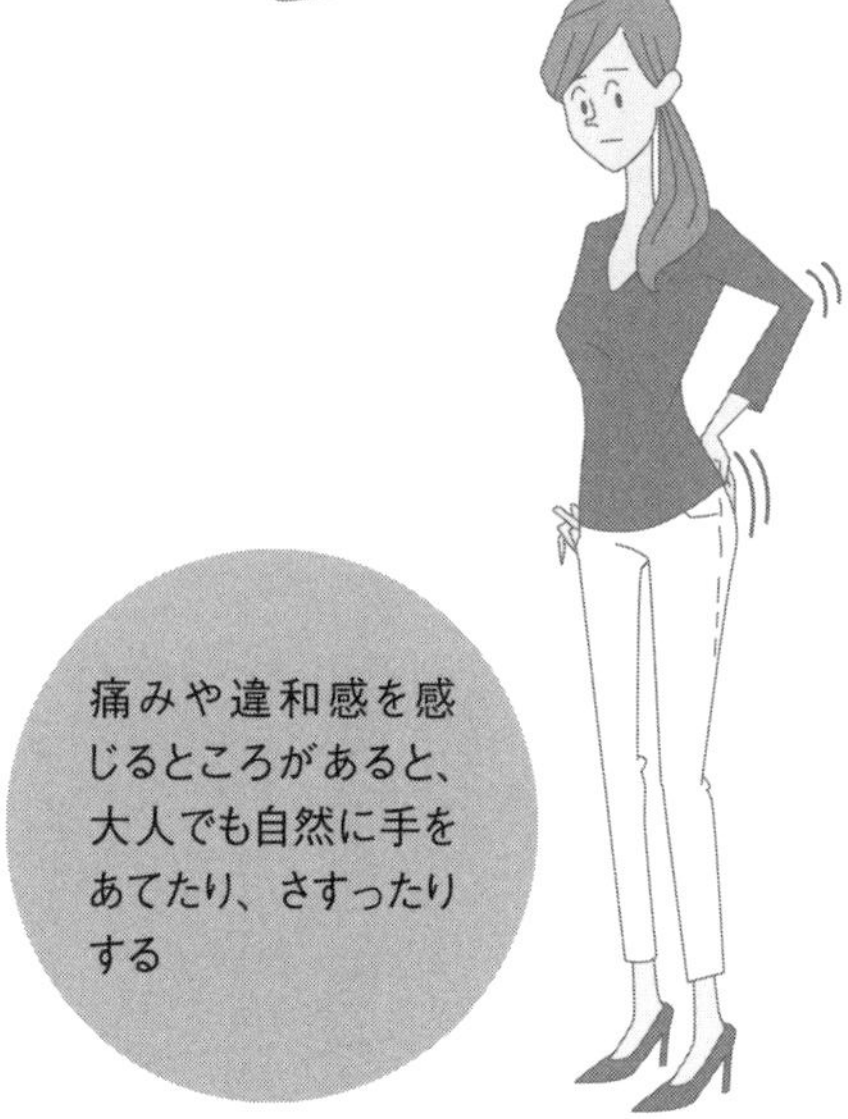
痛みや違和感を感じるところがあると、大人でも自然に手をあてたり、さすったりする

る。手を当てる。それを繰り返していればいいのです。

「なあんだ、そんなことか」

と、思われるかもしれません。そんなことなのです。

でも、そんなことかと、バカにするのではなく、素直になって、やってみてください。このことを知っているのと知らないのとでは大違いです。

母親が子どもの異変を察知するような敏感な感覚を身につけ、異変を感じたら、そこに手を当てる。そういうことができる人は、まず病気になることはありません。

これぞ、最高の予防医学です。だからこそ、敏感な身体が大事なのです。これさえあれば、手を当てるだけで病気が予防できるのですから。

9 思う存分、自然治癒力を発揮できる身体をつくる

　復習になりますが、先に触れた健康を維持するための三つの大事な力のことを、もう一度思い出してください。

　一つ目は、何か不調があればそれをすぐに**察知する力**。二つ目が、自然治癒力を高めて、不調からすぐに**回復する力**。さらに三つ目が、始めから不調にならない力、あるいは治癒してから**再発しない力**です。

　この三つの力を養っていれば、身体の中に異変が生じれば、すぐに気がつき、修復ができます。たとえば、ちょっとした骨格の歪みがあっても、身体は素早くその異変をキャッチします。それがぎっくり腰の

小さな芽かもしれません。まだ芽を出したばかりで、普通は気づかないくらいの異変です。小さな歪みですから、大げさな治療をする必要はありません。

違和感のあるところにさっと自分の手を当てて、

ここがちょっと変だよと、自然治癒力に教えてあげると、パッとスイッチが入って、その芽は一瞬のうちに消えていきます。

そういう力があれば、すごく便利だと思いませんか。痛い思いをしなくてもいいし、病院に行かなくて大丈夫です。

違和感が痛みになり、重症化してから対処しようとしても、そこまで進むと、自然治癒力では手に負えなくなっている場合が多いし、治療をするといっても、手間がかかります。生活にも仕事にも支障が出ます。

野生の動物は、病気で動けなくなるということは死に直結しますから、異変を察知する能力はなくてはならないものです。私たち人間みたいにボーッとしていると、すぐに食べられてしまったり、野垂れ死にしてしまうかもしれません。そうならないように、彼らは、少しでも体調の悪さをキャッチすると、静かに横になったり、薬草を探して食べたりして、早く治そうとします。

地震や津波を素早く感知して、安全な場所に逃げるのも、彼らの本能です。

そういう力は、人間にもあるはずです。

しかし、やたらと機械に頼ってしまうような便利な生活をしたり、欲望に支配されてしまったり、忙し過ぎて身体を大切にしなくなってしまったり、病気になったら病院へ行けばいい、薬を飲めばいいと身体の発するサインを意識しようとしないことで、危険を感知する能力が低下してしまっているのです。

敏感で回復力のある身体を作るのには大事なポイントが二つあります。

まず骨格が正常であること。

もう一つは内臓が正しい位置にあって、正しく機能していること。

骨格（特に頭蓋骨）と内臓が正常であることがいかに大切か。ここでは、その話を中心に進めていきたいと思います。

なぜ身体が鈍感になり、自然治癒力が働きにくくなるのか。その原因が骨格や内臓の状態とどのように関係しているのか。そのことを理解すると、後で触れるセルフケアの大切さがよくわかっていただけるはずです。

【骨格】

頭蓋骨は呼吸するように動いている

骨格の中で、私がもっとも注目しているのは頭蓋骨です。

頭蓋骨に興味のある人というのはあまりいないかもしれません。頭蓋骨の中には、人間の身体の司令塔である脳が納まっていて、誰もが脳は重要な器官だと認識していても、頭蓋骨は、ただの脳の入れ物のように思っている人も多いと思います。

ぜひ、その認識を、この本をきっかけに、変えていただきたいと思います。

頭蓋骨が面白いのは、

ドクロの絵を見たことが

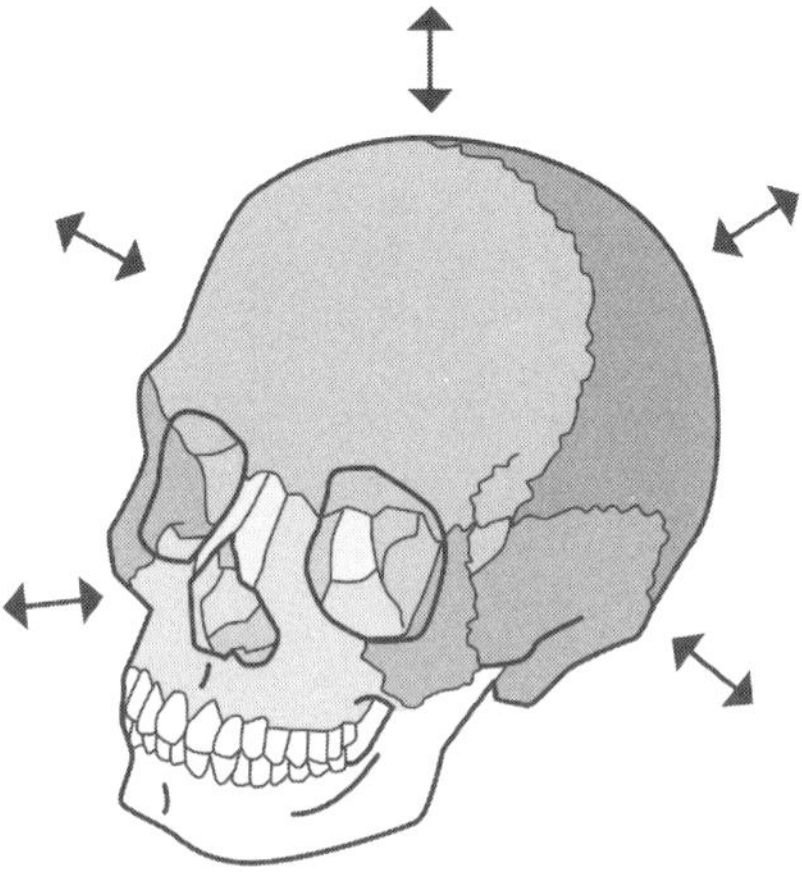

頭蓋骨は 23 枚の骨の集まり。縫合部があることで微妙に縮んだり膨らんだりすることができるつくりになっている

あると思いますが、何枚もの骨がジグソーパズルのように組み合わさってできていることです。23枚の骨の集まりが頭蓋骨なのです。頭蓋骨の骨と骨のつなぎ目を縫合部といいます。

なぜ、そんな構造になっているのでしょうか。しかも、頭蓋骨は、膨らんだり縮んだりと、動いているのです。微妙な収縮なので、手で触ってもわかりませんが、脳が正常に働くためには、とても重要なことなのです。

何のために、そんな運動を、頭蓋骨はしているのでしょうか。

頭蓋骨と脳との関係から見ていきましょう。

頭蓋骨の中にあるのは脳だけではない

脳というのは、どういう状態で頭蓋骨の中にあるかご存知ですか？　壺の中に、味噌の塊がどてっと置かれているようなイメージ、頭蓋骨に、隙間なく詰まっている感じでしょうか。でも、それでは、人間の動きも緩慢で鈍重になってしまいそうな気がしますね。

脳は、パソコンの内部のように、情報がビシビシと駆け巡り、驚くべき速さで処理がなされているイメージですよね。実際、脳の情報処理能力はパソコンの比ではありません。現代科学では説明し切れないほどの高度なことが行なわれているわけです。

そんな脳ですから、もっと、スマートで躍動的な形で、頭蓋骨の中にあってほしいと思うのは、私だけではないと思います。

実は、脳は、頭蓋骨の中で浮いています。

浮いているといっても宙に浮いているわけではありません。頭蓋骨の内側に硬膜という膜があり、そこに脳脊髄液という液体が満たされていて、その中に脳は浮いているのです。水風船の中に豆腐が浮かんでいるような感じだとよくいわれます。

脳脊髄液があることで、頭を強打しても、その衝撃が液体に吸収されて、脳に伝わりにくくなります。脳は、固い頭蓋骨で守られ、やわらかな液体に包まれていることで、保護されているのです。

子宮の中の赤ちゃんのようなものです。赤ちゃんは、子宮の中に満たされた羊水によって守られています。

このように脳脊髄液は、とても大切な役割を担っています。

頭蓋骨の中は液体に満たされていて、そこに脳が浮いているということ。そんな頭蓋骨の中を想像するだけでも、頭に対する意識は変わってくるのではないでしょうか。

この脳脊髄液というのが、体内の異変を素早くキャッチし、自然治癒力を発動させるのに、とても重要な働きをしています。脳脊髄液が正常なら、敏感で回復力のある身体でいられるといっても過言ではありません。

では、頭蓋骨がなぜ動くのかということも含めて、少し専門的な説明になりますが、頭蓋骨と脳脊髄液の関係をみていきたいと思います。

脳脊髄液は、脳の中の脳室という部分で作られ、まずは脳内を循環します。そして、脳から出ると背骨を通り、お尻のところにある仙骨まで到達しますが、その間に、背骨から全身に流れていき、末梢のリンパで吸収されます。

この流れがとても重要です。

水頭症という病気がありますが、これは、脳脊髄液の流れがスムーズに行われず、液が頭の中にたまってしまうことによって、さまざまな障害が起こってくるのです。

水頭症までいかなくても、**脳脊髄液がうまく流れていないと、大小さまざまな障害が起こってくるのですが、この脳脊髄液のスムーズな流れをつくりだすことに、**頭蓋骨の縫合、そして膨らんだり縮んだりすることが、深く関わっています。脳脊髄液は、吸収される倍のスピードで作られます。ですから、頭蓋骨の中の脳脊髄液の量はどんどんと増えてきます。

そのとき、頭蓋骨が固定されたままだと、脳圧が高まって、脳が損傷を受けてしまいます。損傷を受けないまでも、十分に機能できなくなることも考えられます。

ここで、頭蓋骨が動くことの意味が出てきます。

頭蓋骨が膨張したり縮んだりすることで頭蓋骨内の圧力を調整する働きが生まれるのです。脳脊髄液がどんどん作られ充満すると、一時的に頭蓋骨が膨らみ、圧力の高まりを抑えます。そして、脳脊髄液の生成が止まって、排出だけが行われるようになると、今度は頭蓋骨が縮みます。このように圧力の調整が行われていきます。

さらにです。

この膨らんだり縮んだりという動きがあるとどんなことが起こるでしょうか。この仕組みによって、脳脊髄液を外へ出すためのポンプの役割も果たすのです。**1分間に6〜7回、頭蓋骨は収縮をしているのですが、この動きがあることで、脳から脊髄を通って仙骨まで行き、**

脳脊髄液の循環

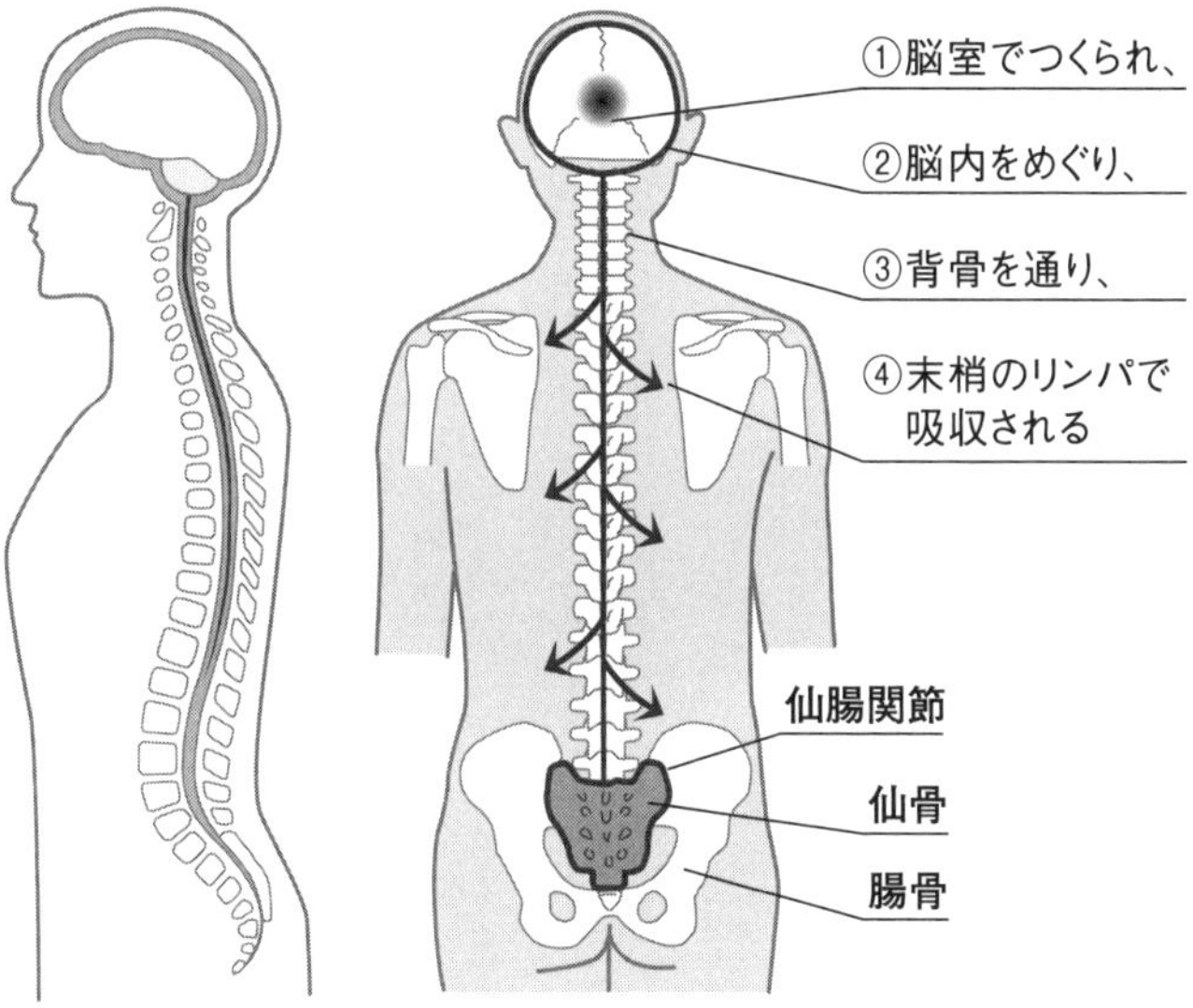
①脳室でつくられ、
②脳内をめぐり、
③背骨を通り、
④末梢のリンパで
吸収される
仙腸関節
仙骨
腸骨

その途中で全身に脳脊髄液が広がっていくという脳脊髄液の流れがスムーズに進むのです。

どうでしょうか。ご理解いただけましたか？

頭蓋骨の中は、脳脊髄液という液体が満たされていること。そして、脳脊髄液は、頭からお尻のあたりにある仙骨へと流れ、その間に背骨から抹消へと流れ出ていること、そのときに、頭蓋骨がとても重要な働きをしていること。

そんな話をしてきました。

次に、脳脊髄液は大事だというけれども、どんな働きをしているのかということを見ていきたいと思います。

脳脊髄液がやることとは、一つには、内臓や筋肉、神経に栄養を運び、老廃物を回収すること。もう一つが、身体のどこかに損傷があれば、

それを治すということです。脳脊髄液の流れが悪くなると、脳が圧迫されて頭痛がしたりして、吐き気やめまい、視力の低下、耳鳴りといった症状が出ることがあります。また、自律神経の乱れも出ます。

自律神経は、免疫力とも深くかかわっていますので、免疫が低下したり、逆にアレルギーやリウマチなど、自己免疫疾患の原因になったりもします。

そして、血液のように、内臓や筋肉にも栄養を運んでいますので、

脳脊髄液がうまく流れなくなると、
さまざまな病気が発症することに

もなります。

血液の流れに関しては、多くの人が関心をもっていますが、脳脊髄液については、ほとんどの人が存在すら知らないと思います。しかし、

脳脊髄液は、血液と同じくらい重要な働きをしているということを、ここでは覚えておいてください。

以上のように、様々な病気や症状の原因のひとつに脳脊髄液がうまく流れないことがあげられます。そして、その原因は、頭蓋骨の動きが悪いということがあげられるのです。頭蓋骨は脳脊髄液を流れさせるポンプの役割をしています。その動きが悪ければ、流れも滞ってしまいます。

頭蓋骨は、23枚の骨で、できているものですから、そのうちの、

どの骨が動きにくくなっているかで、身体に出る症状も違ってきます。

たとえば、アトピーに関係があるのは、側頭骨と前頭骨、後頭骨です。これを矯正するのが、私たち治療家の役割です。セルフケアでは、そこまで考える必要はありません。

このような頭蓋骨の動きは骨盤と連動しています。

先に膝が痛い人は、膝ばかりをいじっていても良くならないという話をしましたが、股関節や腰にある異常が膝に出てくることはよくあるのです。

骨格というのは、すべてつながりをもっていて、ある部分の異常は、必ず、ほかの部分にも影響を与えています。また、ここが悪くなればここに症状が出るという関連性もあります。

頭蓋骨がうまく動いていない人は、ほとんどの場合、骨盤が歪んでいます。骨盤の歪みを矯正してあげると、頭蓋骨もスムーズに動き出します。

ここが人間の身体の面白いところです。

では、セルフケアではどんなことをすればいいでしょうか。

もっとも簡単なのは、〈呼吸〉です。深く長い〈呼吸〉をすることです。深い〈呼吸〉は、骨格を動かします。深呼吸をしてみてください。骨格が動いているのがわかると思います。

その動きによって、骨格も矯正されていくのです。

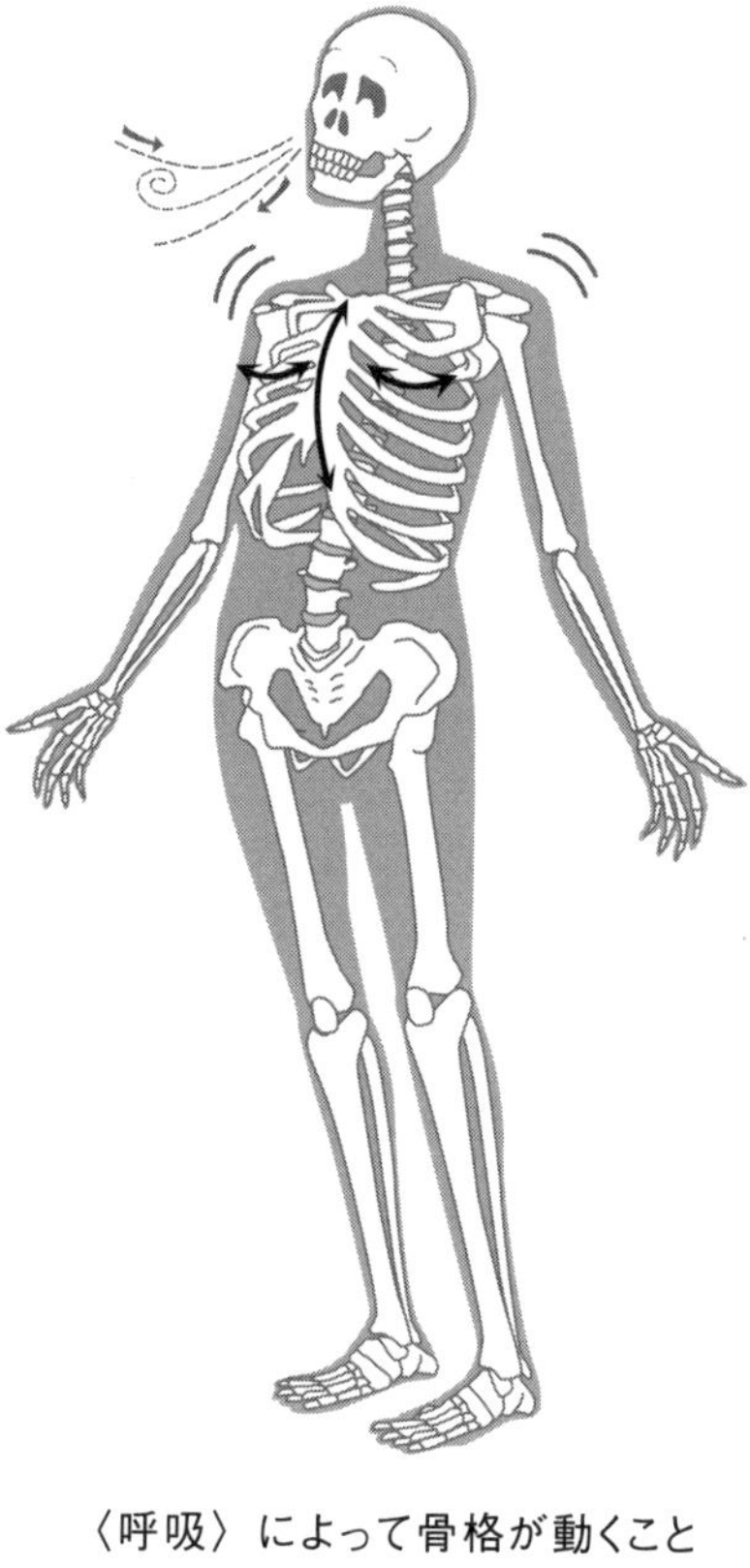

〈呼吸〉によって骨格が動くことを体感してください

今すぐ、深い〈呼吸〉を意識して行ってください。それだけでも、身体の状態は間違いなく変化してきます。

最近は、深呼吸ができない人が増えていますが、まずは深呼吸を心がけてください。それによって骨格が矯正され、脳脊髄液の流れがスムーズになります。そして、神経が元気になり、脳と身体のやりとりが活発になるにつれて、異変に対して敏感で、自然治癒力が素早く作動する身体が徐々にできてきます。

【内臓】
内臓には「最適な位置」がある

「骨格」と並んで、健康に大きな影響を与える重要な器官が「内臓」です。

といっても、これからお話しするのは、特定の臓器に障害が起こっているということではありません。

健康診断で、肝機能をチェックする数値が高いとか、不整脈があるとか、血糖値が高いとか、そういう異常が見つかれば、セルフケアだけではなく、

きちんと病院で治療を受けてください。

ここで私がお話をする**〈内臓〉の問題というのは、検査数値にはあらわれにくいことです。しかし、病気の原因となり得るものです。**

それは「内臓の位置」の問題です。骨格も実は同じなのですが、きちんと機能する最適な位置があるのです。正しい位置にないと、正常に働かないのが内臓であり骨格なのです。さまざまな不調や症状が起こってきます。

「最適な位置」にあることが大切で、そうでないと本来の力が発揮できずに、なんだか辛い、ダルいという体調の低下につながっていきます。

しかし、内臓の位置がずれるのは、人体の構造上、仕方のないところがあります。

人は立って生活しています。

ですから、内臓には、常に下に引っ張られる力がかかっているのです。長く生きていると、どうしても、内臓が下垂してしまいます。

胃下垂というのはよくいわれますが、胃だけではなく、すべての内臓が下垂気味になっているのです。

内臓下垂は、どういうふうに進んでいくかみていくことで、その対策は見えてきます。

まず、下がりやすいのは腎臓です。

腎臓が下がるとどうなるか

腎臓というのは、内臓の中でも、もっともフィクセーション（変位や固着）を起こしやすい臓器なのです。上向きに寝れば、腎臓の前にある腸などの内臓に圧迫されて後方に変位します。**腎臓は排泄を司る重要な臓器なので、腎臓のフィクセーションは、排泄能力を低下させ、身体に徐々にダメージを与えていきます。**

腎臓の下垂ですが、その原因の一つとなるのは、外気温の温度差です。春や秋は、昼間はポカポカと温かくても、夜になるとぐっと冷え込んだりします。あるいは、夏や冬でも、今は冷暖房が完備されているので、室内と外との温度差があると、腎臓は下垂してしまうことがよくあります。

温かいところだと、体内の水分は、汗として体外に出ます。冷えると、汗をかかないので、水分が体内にこもります。

体内にこもった水分は尿として体外に排泄しなければならないので、腎臓に集まってきます。


そうすると、腎臓は重くなります。


重くなれば、下に下がりやすくなるのは当然のことです。

腎臓が下がるとどうなるでしょうか。

腎臓の裏側には大腰筋という筋肉があります。腎臓と大腰筋とは、筋膜でつながっています。お互いにとても影響を与え合っています。

大腰筋は、股関節を屈曲させる筋肉です。歩いたり走ったり、身体を曲げたりするときには、この筋肉を使っています。あまり聞きなれない名前かと思いますが、とても重要な働きをしています。

大腰筋が収縮するとどうなるか

腎臓が下がると、大腰筋が収縮してしまいます。下垂した側の筋肉が収縮するので、片方は正常に働いているのに、逆側は動きが悪くなるということも起こってきます。

大腰筋は、骨盤の位置を維持するための筋肉でもあります。これがアンバランスになると、骨盤の歪みにもつながり、脳脊髄液の流れにも影響を及ぼすことになります。腰痛や背中の痛みにもつながります。

また、大腰筋は、横隔膜にもつながっています。横隔膜は、呼吸ととても関係の深い膜で、ここが痙攣するとしゃっくりが出ます。息を吐くときには、横隔膜は緩み、息を吸い込むときには横隔膜が縮みます。

大腰筋が収縮すると、横隔膜は下に引っ張られて、下がってしまいます。そうすると、内臓全体が下がってしまうのです。

腎臓下垂↓大腰筋の収縮↓横隔膜の下垂↓内臓全体の下垂という流れで、内臓の問題は起こってきます。この悪循環を断ち切ることが内臓下垂を予防したり、回復させたりして、内臓を正常に働かせることにつながります。

胃の不調が腎臓下垂に影響して心臓にも

心臓は、いつも同じ場所にあって、がんばって働いてくれているものと思ってしまいますが、実は、内臓下垂の悪循環によって、下に下がることがあります。

たとえば、**ストレスや暴飲暴食が続いたとすると、胃に負担がかかると胃が硬くなったりして、左側の腎臓を圧迫し（胃は左側に膨らん**

骨盤の歪みや内臓下垂が身体の異変をキャッチする能力を低下させる

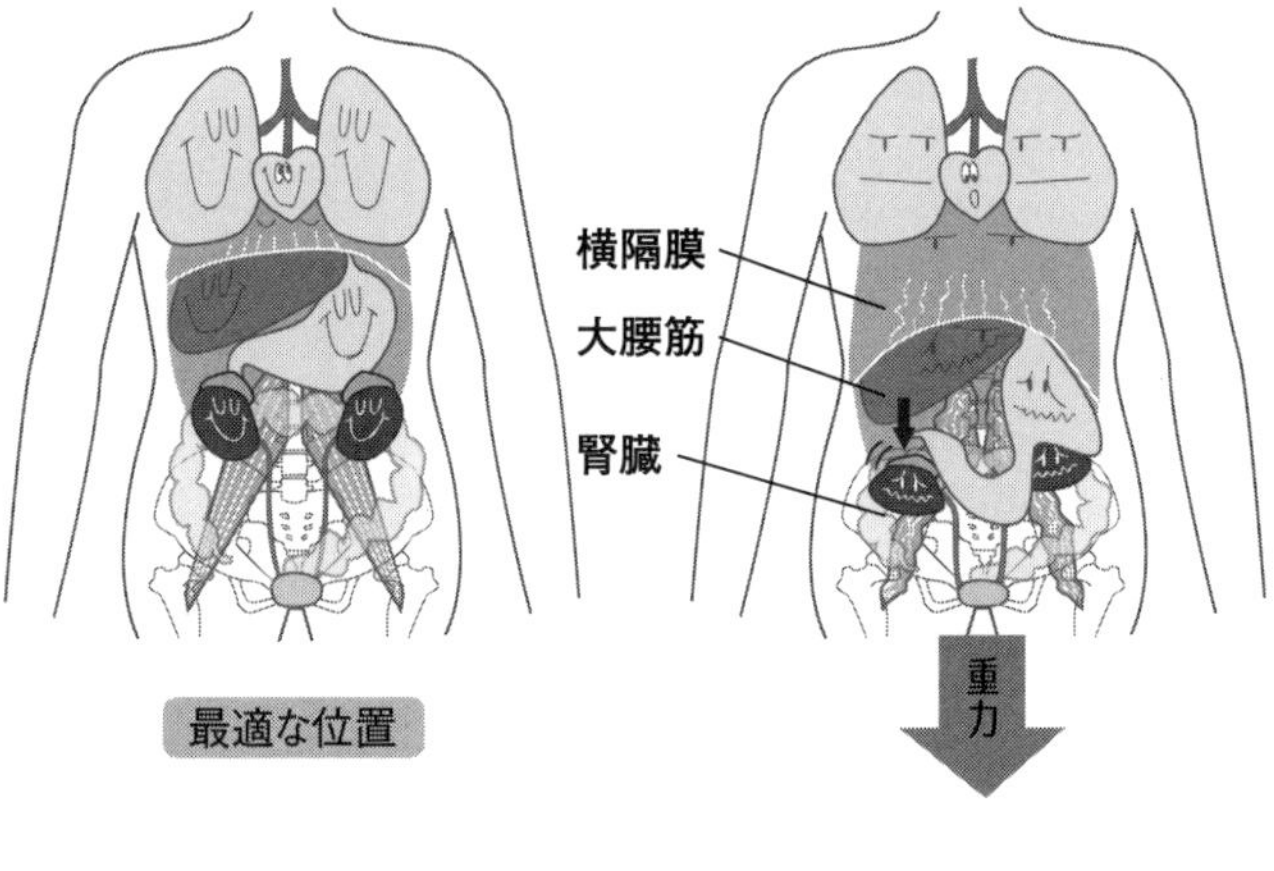

腎臓下垂➡大腰筋の収縮➡横隔膜が下に引っぱられる➡内臓全体の下垂

でいるので）、下垂させます。前述のように、左の腎臓が下垂すると、左の大腰筋が収縮し、それに伴って、横隔膜の左側が下がってしまいます。心臓は、身体の左側にありますので、横隔膜が左に傾くと、心臓も下がってしまい、心臓は機能が低下してしまうのです。

心臓が下がると、むくみが強くなり、足が重くなります。股関節も固くなって、骨盤も歪んでしまいます。

そのために、子宮の位置もずれてしまって、妊娠しにくくなったりします。

原因不明の左肩、左腕、鎖骨部の痛みは、この心臓の下垂によることが多いものです。

心臓が下がったからといって、心臓だけに問題が起こるのではありません。身体は、すべてが連動して動いていて、あちこちに影響が及ぶのです。

もし、心臓を上げる方法があったとしても、心臓だけを元に戻しても、全体のバランスが整っていなければ、また心臓は下がってしまいます。

そんな状況を根本的に解決するにはどうしたらいいか、

それが私たち治療家の腕でもあります。

骨格の歪みや内臓の下垂が身体の異変をキャッチする能力を低下させ、自然治癒力も十分に発揮できなくさせるわけですが、もういくつか加えるなら、絶対に無視できない大敵はストレスでしょう。

ストレスとひと言でいっても、さまざまなものがあります。食生活で悪いものを食べたり、食べ過ぎたり、と内臓にストレスがかかります。睡眠不足は、脳にストレスがかかるでしょう。運動も、やり過ぎると、筋肉や骨、内臓のストレスになります。便秘が続けば、腸のストレスになります。

もっとも大きなストレスは、家族を亡くすとか、経済的に苦しいとか、仕事が忙しいとか、人間関係がうまくいかないといった精神的に萎えてしまうストレスです。

精神的なストレスが身体に大きな影響を及ぼすことが、ここ数十年の研究でよくわかってきました。研究結果によらなくても、私たちは、ストレスがかかると胃や胸が痛むということを経験的によく知っています。間違いのないことです。

ストレスがかかると、人間の身体は緊張状態になります。

自律神経には、交感神経と副交感神経がありますが、交感神経が優位になると、心拍数が上がり、呼吸が浅く速くなります。筋肉も緊張します。血流が悪くなったりして、活性酸素という細胞を傷つける悪玉酸素を発生させて、身体を痛めつけます。

避けて通れないストレスとどう付き合うか

そんなことがわかってきて、ストレスを解消しましょうという健康観が出てきました。スポーツをするといいとか、旅行に行くとか、好きなことをすることで、ストレスを解消して健康を守ろうという考え方です。

それはそれで大切ですが、**ストレスを解消する以前に、私はもらわないようにすることをおすすめします。「ストレスをためない生活」をすることです。**

ストレスの原因となる一番のものは、人間関係です。これに注意を払いましょう。私の場合は、やたらと人と付き合いません。一緒にいて気持ちのいい人と関わるようにしています。

まず、人混みには行きません。渋谷とか新宿の雑踏を歩くことはまずありません。

イライラとしているエネルギーが、町の中には充満しています。まわりがイライラしている人ばかりだと、自分までイライラしてしまいます。イライラは移ってしまいますので、注意してください。

電車も乗りません。朝とか夜の満員電車は最悪です。間違いなくストレスになります。

電車に乗らないので、車やタクシーで移動することが多いですが、渋滞する道は避けるようにしています。

「お金がかかりますよね」

という人がいますが、「お金とストレスのない生活とどちらが大事ですか?」ということです。それは自分にとっての優先順位で、お金の方が大切なら、ストレスのある生活をするのも仕方がないでしょう。

私は、お金がかかっても、ストレスのない生活を選びます。

お金が足りなければ稼げばいいのです。私たち治療家は、技術を高めていけば、必ずお金がついてくるようになっています。

ストレスをなくそうと思ったら、技術も手に入る。お金も入ってくる。一石三鳥じゃないですか。

私はかつて治療院を開業していたとき、月に550万円の売り上げがありました。しかし、スタッフとの人間関係において、どんどんストレスがたまってきました。これではいけないと思いました。人にその治療院を譲って、自分一人でじっくりと患者さんを診る治療院を作りました。とにかくストレスから逃れる方法を一番に考えたのです。

しかし、自費診療なので、最初のうちは、あまりお客さんが来ません。

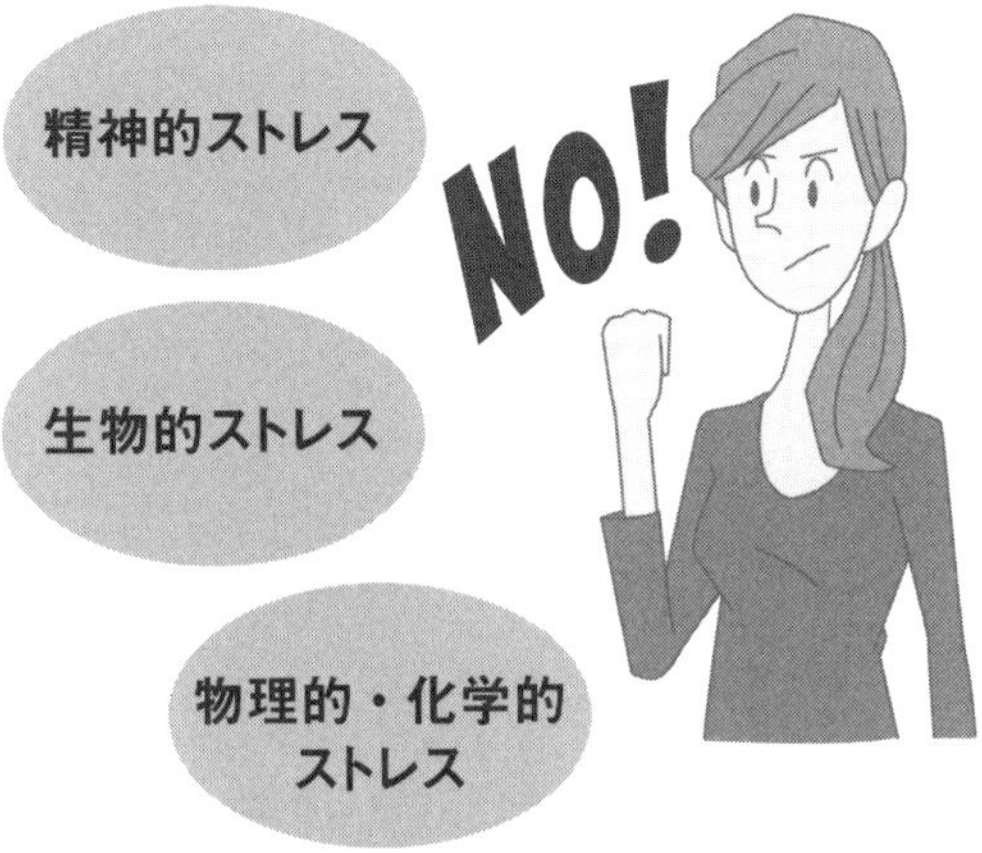

ストレスは受けなければ解消する必要もなくなるもの。
ストレスになりそうなこと、場所には近づかず、上手に遠ざけるのが賢い方法

そのときの売り上げが月8万円でした。生活もできないような収入でしたが、それでも、自分にとってストレスとなる人間関係がないので、そのスタイルを通しました。その方がずっと楽でした。

技術を高めることだけは怠らなかったので、徐々に口コミで知られるようになり、しばらくしたら、とても繁盛する治療院になりました。それが、今の仕事である、プロの

治療家を教える立場につながってきているわけですから、あのとき、お金を優先させなくて良かったと思っています。

また、私たち治療家は、患者さんとの関係でストレスが生じることがあります。いろいろな商売をしている人も同じでしょう。これも対策が必要です。

私は、患者さんに、

「いい患者さんになった方がいいよ」

と、健康とは何かということや、セルフケアが大切だよといった話をしてきました。ですから、私の診る患者さんはとてもレベルが高いのです。私が言わんとすることをピッとわかってくれますので、まったくストレスになりません。

患者さんに学んでもらえるような環境作りをしたことで、ストレスがかからなくなってきたのです。

一番まずいのは、ストレスに振り回されることです。精神的にクタクタになり、肉体的にもボロボロになってしまいます。病気の大きな原因です。

まあ普通の対処法だなというのが、スポーツをしたり、旅行をしたり、登山をしたり、映画を見たりして、ストレスを発散することです。日ごろのストレスを忘れられるような何かを持っていた方が、健康に生きるためにはいいのは間違いありません。

もっとも高度なストレス対策は、ストレスを受けないことです。**そのためには、努力も工夫も必要です。ボーッとしていると、ストレスはどんどんとやってきます。考え方を変える、生き方を変え**

る、環境を変えてみることです。

ストレスは、生きている以上、避けては通れませんが、やり方次第では、非常に小さなストレスで済むことはいくらでもあります。健康に生きたければ、極力、ストレスは減らすべきです。そのためにはどうしたらいいか、しっかりと考えてみてください。

健康のための食生活とは？

食事に気をつけているという人も多いでしょう。しかし、食生活というのは、あまりにも日常的過ぎて、なかなか変えることはできません。それに、思ったほど効果がないのも、私は自分の身体で実験済みです。

私は、けっこうストイックな性格で、健康オタクでもありますので、ありとあらゆるといってもいいほど、食事療法をしました。断食はもちろん、玄米菜食、メガビタミンなどなど、身体にいい食事というのは、いくらでもあります。

しかし、決定打というのはない

のが現実です。たとえば、テレビの健康番組で、よく、〝○○を食べると長寿になる、健康になる〟という特集が組まれると、翌日のスーパーでは〝○○が売り切れ続出〟ということがよくあります。

しかし、数日で、みなさん飽きてしまって、また次の新しい特集の食べ物に群がっていきます。

どれも、大して効果がないから、次から次へと「健康にいい食べ物」が出てくるのです。

そんなのに踊らされないでください。

人間にとって食べるという行為は、もちろん、生命を維持するという目的もありますが、それと同じくらい、楽しむというのがとても大切な要素です。

楽しむことが、健康にもいい影響を及ぼします。

たとえば、こんなことがあります。お母さんが玄米菜食にはまりました。家族の健康を守ろうと、毎日玄米。お肉なしの料理が食卓に並びました。お父さんも子どもたちもうんざりです。でも、健康が大事だからと、お母さんは引きません。

そのうち、お父さんが怒り出します。夫婦げんかが始まる。子どもたちは、食事の時間になると自分の部屋へこもってしまう。

テーブルに上る食事は、無農薬の玄米菜食。

健康のためにはいいとされているものばかりです。でも、になってしまう。これでいいのでしょうか？

極端な例だと思われるかもしれませんが、こういう事例は決して少なくありません。

逆に、食卓に並んでいるのは、スーパーの惣菜とレトルト食品だけど、いつも家族が大笑いしながら食べている。私には、こちらの方が健康にいいように思えるのですが、いかがでしょうか。

あえて避けた方がいいと思うのは、古い揚げ物です。スーパーで売っているもので、揚げてから時間がたっているものは、油が酸化していますので、身体には良くありません。でも、たまに食べるくらいならそれほど影響もないでしょう。

注意しなければならないのはアレルギーの人です。アレルゲンにな

家族はバラバラ

るものは避けてください。ただし、骨格とか内臓を正常にすれば食べられるようになることもあります。

食事療法でよくいわれるのは、噛む回数です。極端なものだと、ひと口入れたら、箸を置いて、100回とか200回、噛めというものもあります。

咀嚼の回数を増やせば増やすほど健康になるといっている人もいますが、

それは大きな間違いです。

咀嚼の回数を増やせば、顎関節に負担がかかります。また、上顎骨にストレスがかかり、頭蓋骨の動きと密接に関係のある蝶形骨の動きが悪くなることもあります。それによって、鼻づまりや耳鳴りになってしまう人もけっこうたくさんいます。

食事についてあえていうなら、私は、**何を食べるかに気をつける前に、**すでにお話したように**骨格と内臓の調整をした方がいい**と指導しています。

なぜなら、それをすることで、身体の異変のサインをキャッチする能力が高まるからです。この能力が敏感であれば、必要なものは、身体が要求するようになります。「肉が食べたいな」と思えば、それは身体が動物性のタンパク質を欲しているからです。「肉は食べたくない」と思えば、必要がないからです。

頭で、あれは食べてはいけない、これは身体にいいと考えるのではなく、身体が教えてくれたものを食べればいいのですから、これはすごく楽だし、おいしく食べられるし、確実に健康になれます。

食は、そんなふうに考えてみてはどうでしょうか。

身体を敏感にしておいて、楽しんで好きなものを食べる。

その方が、私は、きびしい食事制限をするよりも、ずっと健康でいられると思っています。

飲食、タバコ、砂糖、サプリメントはどうしたら？

「アルコールはどうですか？」

と、よく質問されます。

私の答えは決まっています。

「飲みたければ飲めばいいのではないでしょうか」

です。

味も素っ気もありませんが、私は本気でそう思っています。

たばこも、砂糖も同じです。

ただし、その前に、身体を敏感にしておくことは大切です。敏感な身体にしておけば、アルコールが必要なときは、お酒が飲みたくなるのです。仕事で根を詰めて、やっと仕上げてホッとしたとき、お酒かタバコかお菓子が欲しくなることは多いと思いますが、

神経を休めたいと、身体が要求している

のです。

それほど敏感でない身体でも、それは感じるはずです。しかし、敏感でないと、本当は必要ないところでも欲しがったり、十分に足りたのに、まだ欲しいと思ってしまうので、ついつい飲み過ぎたりしてしまいます。

敏感な身体にしておけば、お酒もタバコも砂糖も、適量でストップがかかるのですから、何の心配もありません。

逆に、お酒が最高の楽しみだという人から酒を取り上げたら、大変なストレスになってしまいます。そっちの方が身体に悪いのではないでしょうか。身体を整えることを忘れなければ、お酒は飲んでもいいのです。

もうひとつ、質問が多いのが、サプリメントです。

「このサプリメントはどうですか?」

と、聞かれるのですが、星の数ほどあるサプリメントのすべてを知っているわけではありません。いきなり知らないサプリメントを出されても、私には答えようがありません。

私がいえるのは、サプリメントは補助食品であるということです。

中には、

「薬が効かないからサプリメントにしたいのですが」

と、相談してくる人がいます。

私は答えます。

「薬が効かないような身体にはサプリメントは効きません」

サプリメントよりも薬の方がはるかに作用が強いわけです。より強い薬が効かないのに、どうしてサプリメントの効果が出るでしょうか。

これは、誰もがわかる理屈ですが、サプリメントの販売者に洗脳されてしまったのか、薬が効かなくてもサプリが効くと思い込んでしまっている人もいます。

何かを「やらない」ことも選択肢に

私は、そういう人にいいます。

「とにかく、薬が効く身体にしましょう。それからサプリは考えましょう」

これも、敏感な身体作りが大切です。身体が鈍感だから、けっこう作用の強い薬でも効果が出ないのです。もっと敏感な身体になれば、薬の効果も出てきます。

敏感な身体になると、薬の副作用が出ることがあります。そんなときに、サプリメントに代えると、ハッと思うような効果が出てくるものです。

私は、

「排泄が円滑になるものがいい」

とアドバイスしています。それが、「合っているよ」という身体のサインです。ですから、Aというサプリメントがぴったりの人がいれば、Bの方がいいという人もいます。

私はカルシウムとβカロチンのサプリメントをとっています。質の問題もありますので、興味ある方は、ぜひ、一般社団法人国際整体協会にご相談ください。

ほかにも、運動はどうですか？　気功はどうでしょう？　といったことを聞かれますが、基本的には、「好きならやってください」ということです。運動が大嫌いなのに毎朝、ジョギングをするというのは、けっこう苦痛です。苦痛というのはストレスですから、身体を痛めつけます。**私は、ストレスを溜めてしまうまで走るのはやめたほうがいいと思います。**

それよりも、駅まで歩くようにするとか、エレベーターに乗らずに階段を上るとか、電車で座らないとか、運動不足だと思ったら、それを解消する方法はいくらでもあるはずです。

気功も、続けないと意味がありません。

好きじゃないと続きません。

できるだけ好きなことをやるべきです。嫌なことをがんばっているのが偉いというふうに思われがちですが、そんなことはありません。どうしてもやらざるを得ないことならともかく、やってもやらなくてもいいなら「やらない」ことを選択した方が、健康になれます。これも、セルフケアのひとつです。

人間は潜在意識に縛られている

最後に、とても大切なことをお話ししておきます。

それは、イメージがとても重要だということです。

私は、患者さんを治療するとき、1分後に、その患者さんがどうなっているかをイメージします。そうすると、その通りになってしまいます。

スポーツでもイメージトレーニングを取り入れる選手が増えてきました。試合中の自分の動きをイメージすると、それが潜在意識に入って、実際の試合でも、身体がイメージした通りに動くのです。

試合をしているときも、イメージで身体をコントロールしていたりします。

サッカーで、ゴールを決める場合、すごい選手は、5分前にはそのシーンをイメージしています。そして、そのイメージ通りにゴールに走り込むと、足もとにボールがきて、それを合わせるだけ。それで、見事にゴールになったりします。

人間の意識には、顕在意識と潜在意識があります。顕在意識というのは、表に出ている意識のことです。人が、「思う」とか「考える」というのは、顕在意識の働きです。潜在意識は、その奥にある意識です。とっくに忘れてしまっているようなことでも、潜在意識には残っていて、あるとき、ポッと顔を出すことがあります。

割合としては、顕在意識が1に対して、潜在意識が9といわれています。

圧倒的に潜在意識の勢力が強い

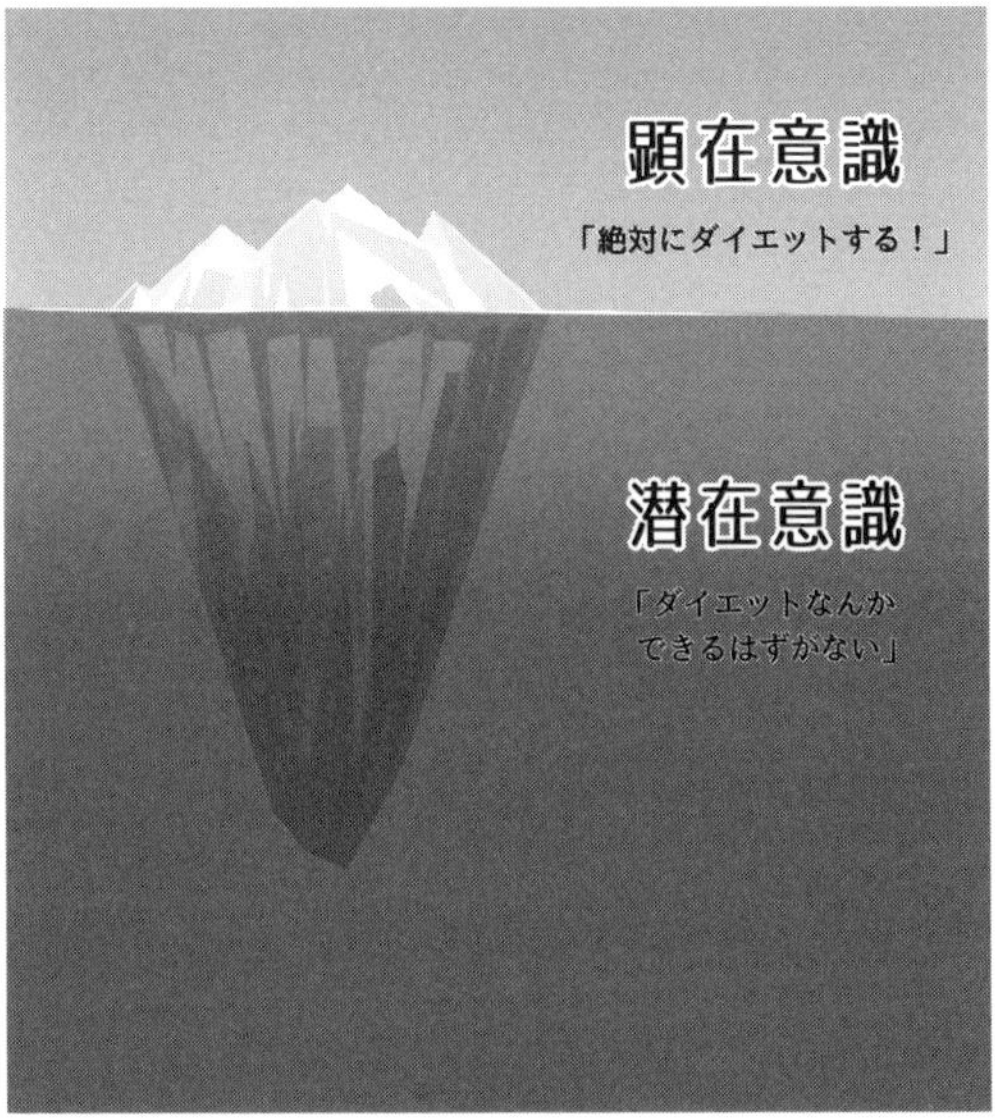
顕在意識
「絶対にダイエットする！」
潜在意識
「ダイエットなんか
できるはずがない」

イメージ（潜在意識）が変わらなければ始まらない

のです。

顕在意識と潜在意識と違うことを考えていたとすると、必ず潜在意識が勝ってしまいます。**人間の行動は、潜在意識に操られているといってもいいかもしれません。**

「絶対にダイエットする」と、心に決めても、なかなかできない人がいます。

そういう人は、「する」と決めたのは顕在意識であって、潜在意識には、「ダイエットなんかしなくていいよ」とか「ダイエットなんかできるはずがない」とインプットされてしまっている場合が多いのです。

うつ病の人は、過去の嫌なことが潜在意識に刷り込まれてしまっていて、「楽しくしないとダメだ」と、いくら顕在意識で思っても、なかなかその通りにいかないのです。

病気の人でも、顕在意識がいくら「治りたい」と思っていても、潜在意識で「治りたくない」と思っていれば、まず、治りません。

治りたくないという潜在意識があるのかと疑問に思う方も多いと思いますが、実はけっこうあるのです。

親から冷たくされているとします。もっと大切にされたいと思っています。そんなとき、潜在意識にアクセスすると、幼いころ、病気になったら、親がやさしく看病をしてくれたという記憶が、そこで見つかったりします。そうなると、潜在意識は、「病気になれば、親にやさしくされる」というプログラムを起動させます。いくら顕在意識が「治りたい」と主張しても、潜在意識はまったく聞いてくれません。潜在意識が求めているのは、治ることではなく、親にやさしくされたいということですから。

また、テレビのドラマで、家族が癌で亡くなる悲劇が描かれたりします。あまり気持ちを入れて見ていると、潜在意識に癌＝死＝悲劇という式が読み込まれてしまい、自分や家族が癌になったときに、治るはずの癌が、その潜在意識のために、悲劇に向かっていくということもあります。

潜在意識は、イメージと直結していますので、日ごろから、どんなイメージをもって生きるかがとても重要です。

怖い怖いと思っていることは現実化してしまいがちです。これも、潜在意識に、怖いと思っている現象がインプットされて、潜在意識は、その人が、その現象を欲していると勘違いして、現実化させてしまいます。

ですから、病気の人なら、病気が治って楽しく暮らしていることをイメージします。

セルフケアにおいても、イメージすることを大事にしてください。頭蓋骨が1分間に6~7回、膨らんだり縮んだりしている。息を吸ったときに頭蓋骨が大きくなって、吐いたときに小さくなる。そして、頭蓋骨の中には、脳脊髄液が詰まっていて、それが頭蓋骨の膨らんだり、縮んだりする動きに応じて、脳から流れ出て、背骨の中を通って、全身へと流れ、脳脊髄液の役割を果たす。そして、眠るときに、横隔膜がきちんとした場所に戻るようなイメージをする。これもイメージできるはずです。
簡単な人体解剖図でも見ながらやってみてもいいでしょう。
それを続けることで、潜在意識は、どういう状態が健康なのかを覚えてくれます。
そうすると、自然に、頭蓋骨も脳脊髄液も内臓も正常に働けるようになってきます。
ぜひ、やってみてください。

10
セルフケアの基本とベーシックセルフケア

ここからの話はセルフケアの具体的なやり方についてです。

最初に、セルフケアの基本中の基本であり、すべての部位に応用できる〈手当て〉と〈呼吸〉について、続いて内臓のケアについて触れていきます。

「内臓のセルフケア」という言葉は耳慣れないかもしれませんが、「内臓の位置を正しく保つことが健康に大きく影響する」ことは、ここまで読んでいただいた方にはよくおわかりだと思います。

ここでは、内臓の中でももっとも重要な役割を果たしているといえる肝臓と腎臓、そして横隔膜のベーシックなセルフケアの方法について紹介していきます。

〈手当て〉の基本

古くから伝えられる日本の民間療法の中に〈手当て〉というのがあります。言葉というのは、何の根拠もなく生まれるものではありません。文字通り、手を当てることで、病気が良くなったり、ケガが治ったりといったことが起こったので、昔の人は病気治療のことを〈手当て〉と呼んだのだと思います。

前にも触れましたが、小さな子どもが転んだとき、お母さんが子どもが痛がるところに手を当てて、「痛いの、痛いの、飛んでいけ!」と呪文のように唱えると子どもはなぜか泣きやみます。

お母さんにやさしくしてもらって安心するという心理的な作用もも

ちろんあるでしょう。しかし、それだけではなく、手を当てることによって、本当に痛みが消えるというのは、私は経験上、よく知っています。

誰でも、頭をぶつければ痛いところに手を当てます。

本能的な行動です。痛みが軽減するから、そういう行動が人の本能にインプットされているのです。

それをセルフケアにも応用すればいいだけのことです。

やり方は、簡単も簡単。痛いところ、違和感のあるところに手を当てるだけです。

頭の中で、子どものころを思い出して、「痛いの、痛いの、飛んでいけ！」と、呪文を唱えてもいいし、「大丈夫だよ」と自分にいい聞かせながらもいいでしょう。自分自身が、一番心が落ち着くようなことを思って、手を当ててください。何も思わなくても問題はありません。

腰が痛いようなら、仕事の合間でも、昼休みでも、お風呂に入っているときでも、いつでもいいですから、手を当ててみてください。短い時間で大丈夫です。それを続けていくことです。

こんな簡単なことで良くなったら儲けものだと思いませんか。

しかし、これで良くなるのです。簡単すぎて拍子抜けしたかもしれませんね。大変じゃないとやった気がしないかもしれません。「そんな簡単なことで治るなら医者はいらないよ」、そう心の中で思ったとしても、半信半疑でも、

だまされたつもりで、1ヶ月くらいやってみること

です。やれば良くなります。検証済みです。必ず何らかの体感があるはずです。やらないから良くならないのです。

なぜ、手を当てるだけで良くなるのか。私なりの理論を話します。

〈手当て〉は〈意識〉の力を利用しながら

人は、行動をする前に、やること、やりたいことを意識しています。たとえば、北海道へ行こうと意識するから、飛行機の時間を調べて、チケットを取って、空港へ行き、飛行機に乗って、北海道に行くわけです。

何も意識しないで、いつの間にか北海道にいたということが起こったら、記憶がないわけですから、かえって怖いですよね。

車がほしいと意識する。だから、カタログを見たりして、ディーラーへ行って、どの車にするかを選んで購入する。お金がなければ、その

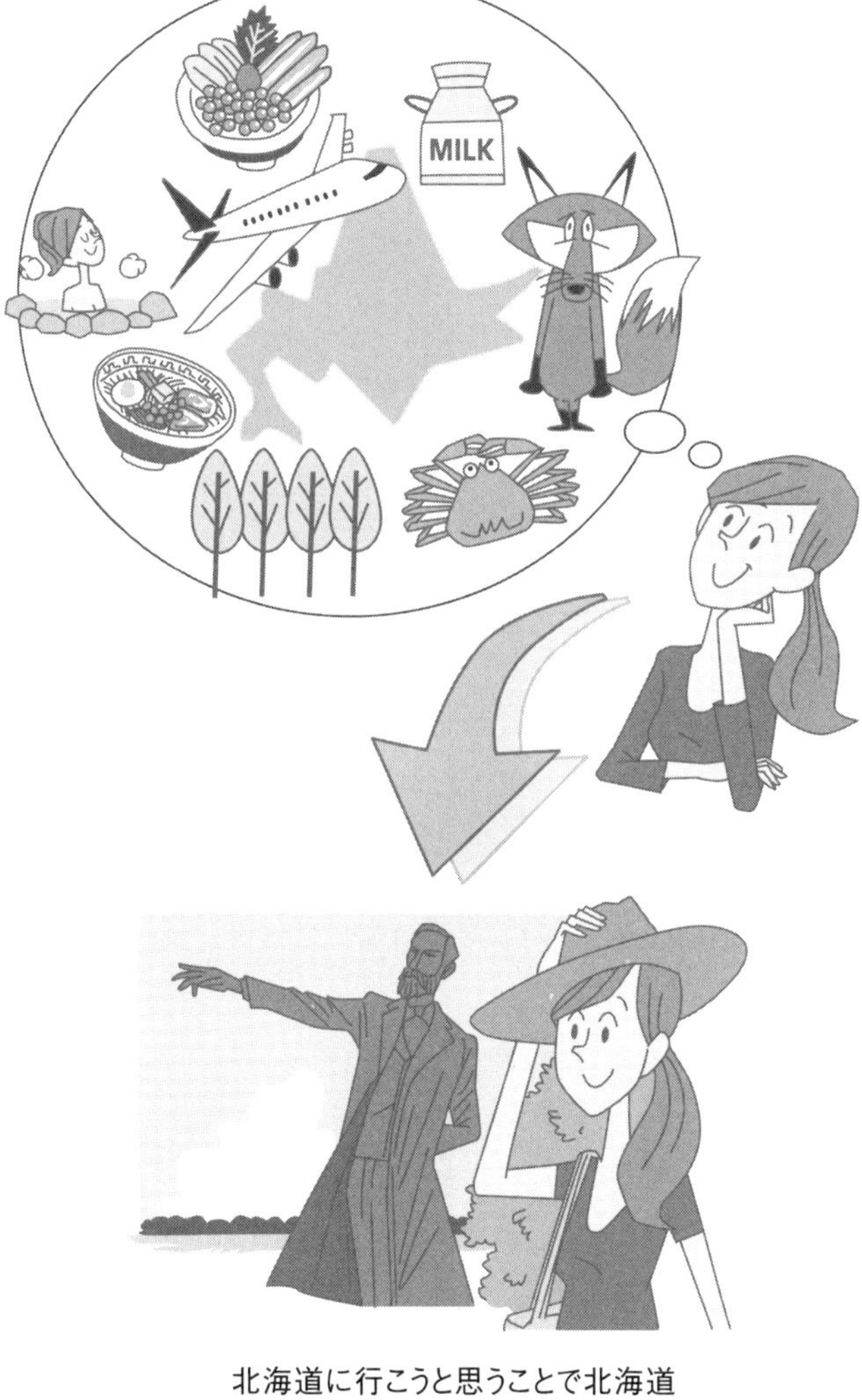

北海道に行こうと思うことで北海道
旅行が実現する

ためのお金を稼ぐ算段をするわけです。

まずは、〈意識〉が先にあるのです。

病気も同じです。もちろん、自然治癒力は、私たちが〈意識〉していようといまいと、働いてくれています。しかし、そこに明確な〈意識〉を加えると、さらに強力に働いてくれます。

自然治癒力に、「ここが調子悪い」ということを、意図的に〈意識〉で教えてあげるのです。腰が痛ければ、腰に手を当てることで、私たちは腰を〈意識〉します。そうすると、そこに向けて自然治癒力が出動してくれて、修復してくれるのです。

だからこそ、センサーを磨いておいて、早く異変に気づけば、もっとも簡単に、手を当てた瞬間に、違和感は消えていきます。

例えば、お子さんが急病になってしまったら、病院へ行くなり、薬を飲むのも大切ですが、それと並行して、まずは慌てず〈手当て〉をしてあげてください。痛いところがあればその場所。わからなければ、どこでもいいので、手を当て、さすってあげて、「大丈夫、大丈夫」といってあげてください。自然治癒力は、必ず味方をしてくれます。

〈手当て〉がセルフケアの基本中の基本であるというのは、自然治癒力を発動させる上で欠かせない役割があるからなのです。

〈呼吸〉の基本

二つ目のセルフケアの基本は、〈呼吸〉です。

努力などしなくても、毎日、自然に息を吸ったり吐いたりしていますので、〈呼吸〉を意識してする人は少ないでしょう。空気を吸い込んで吐くくらいの単調な動きだと思っているかもしれません。

実は、そんな単純な話ではありません。〈呼吸〉は、健康という面でも、とても重要な役割を果たしています。

既に触れましたが、頭蓋骨や仙骨の動きは、〈呼吸〉と深くかかわっています。**深い〈呼吸〉をしたときに、頭蓋骨や仙骨は一番よく動きます。すると、脳脊髄液の流れも良くなります。**

つまり、**意識して深呼吸をすることで、体調は良くなるのです。**

ところが、今の人は深呼吸があまりできなくなっています。

深い〈呼吸〉をしているつもりでも、実際には深くなっていないこともよくあるのです。

私の治療院へ新患としてお越しになる患者さんの90％が、深呼吸ができません。

「何が問題なのか。〈呼吸〉だから肺の問題ですか」という人がほとんどですが、肺はガス交換だけで、〈呼吸〉の深さをコントロールし

〈呼吸〉によって骨格が動く（肺呼吸・2次呼吸の場合）

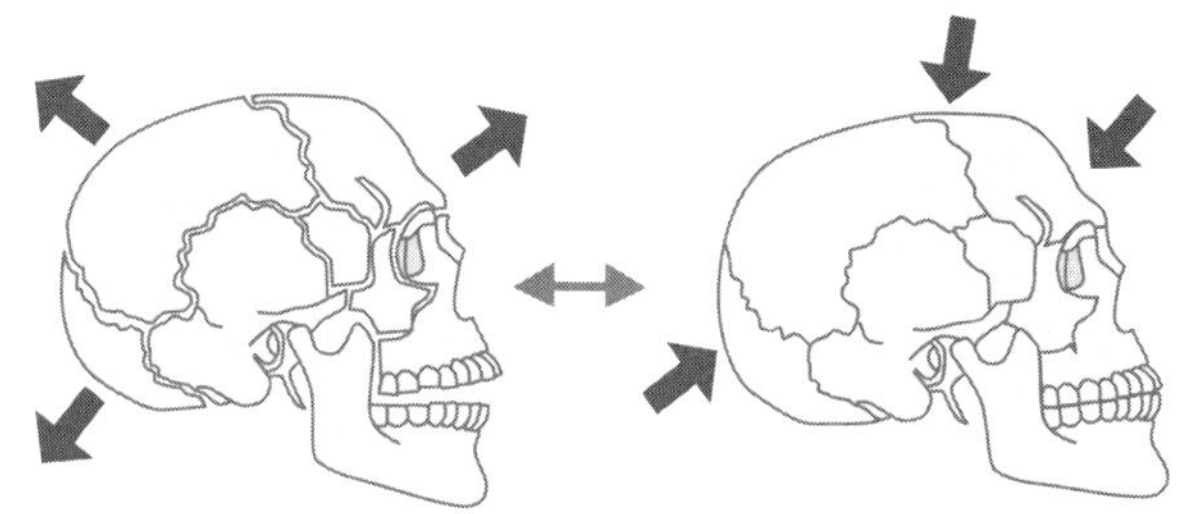

頭蓋骨が膨らむ　　頭蓋骨が締まる

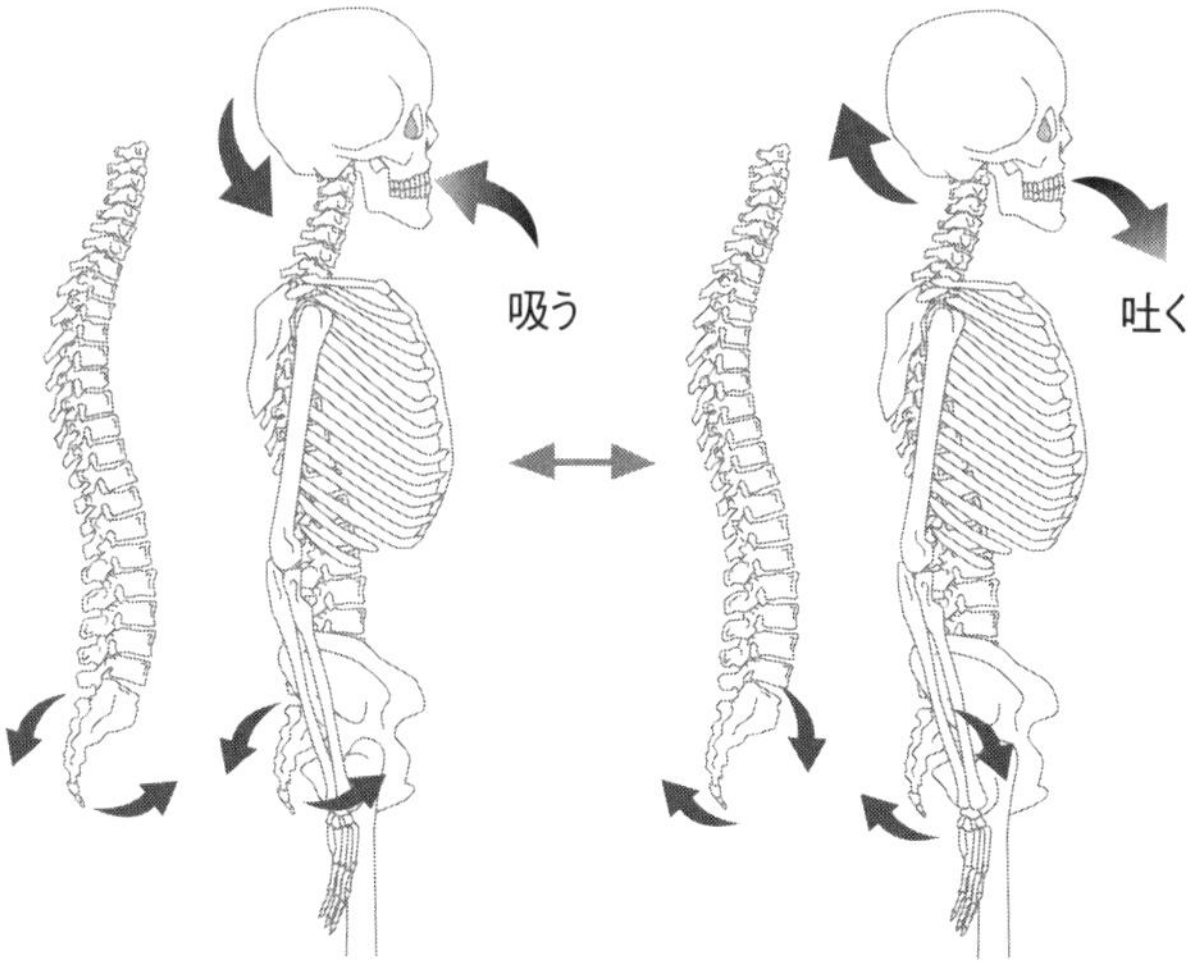

吸気（息を吸う）　　呼気（息を吐く）

ているわけではありません。

〈呼吸〉をコントロールしているのは、これまでにも何度か出てきた横隔膜です。痙攣するとしゃっくりが起こる横隔膜です。

横隔膜は、肋骨の下部、胸とお腹の間くらいにあります。この横隔膜が下垂することで内臓全体が下がってしまいます。横隔膜が下がり、その影響で胃が下がると、下痢とか便秘、胃痛が起こったりします。休んでいてもなかなか治っていかないような

胃の痛みは、横隔膜を上げることで、すっと良くなることがよくあります。

深呼吸ができない人は、横隔膜が下がり、固くなっていることが多いのです。

そして、横隔膜が下がるのは、腎臓が下垂するからですが、そのあ

たりからセルフケアをしていく必要があります。

ベーシックケア　肝臓

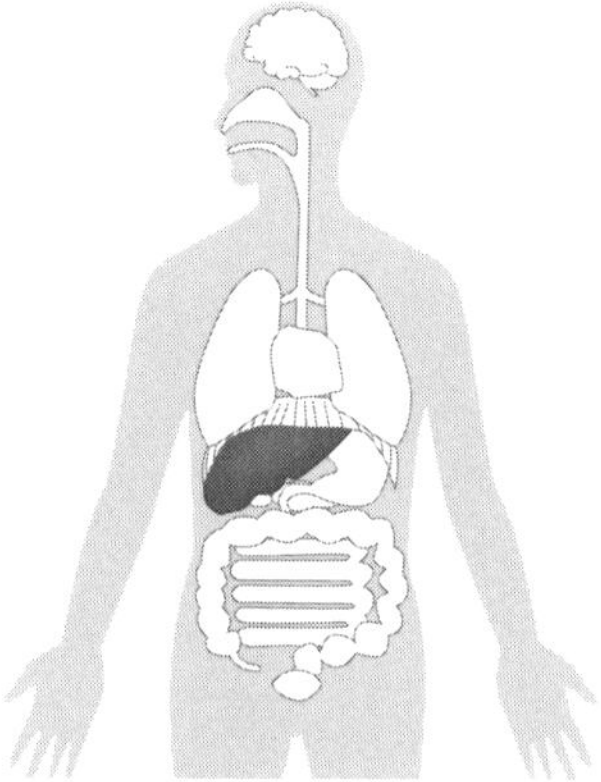

まずベーシックな内臓ケアをするとしたら、最初は肝臓がいいでしょう。

肝臓は横隔膜とくっついていて、横隔膜の下垂の影響を受けやすい臓器です。それに、吸い込んだ酸素の50％がここで消費されています。免疫システムとも深くかかわっていますので、十分にいたわってあげてください。

肝臓を手で押さえてあげてください。〈手当て〉です。肝臓は、お腹の右側、肋骨の下あたりにあります。肝臓を押さえたまま、深呼吸をします、だいたい3～4分くらいでいいでしょう。

さらに、右手を上に上げて、肋骨の間へ手を入れてください。肝臓に圧をかけます。下の方、真ん中あたり、上の方と、三か所くらいをやってみてください。

ベーシックケア　腎臓

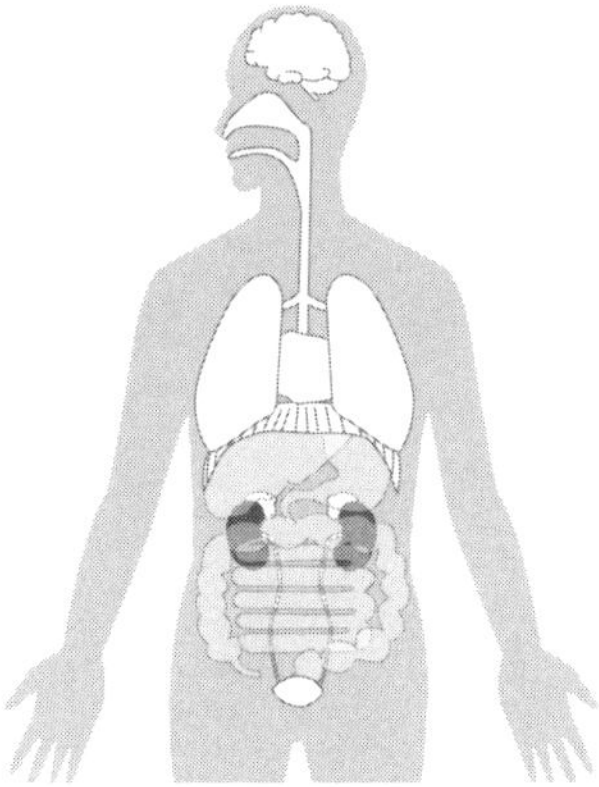

次のベーシックなケアとしては腎臓の〈手当て〉をします。

腎臓がどこにあるかはご存知だろうと思います。背中の下部、腰のあたり。右と左に一個ずつあります。

どちらからでもいいですから、両

手で前後に腎臓をはさんでください（お腹側と背中側ではさむ）。あるいは、身体の前面から腎臓の存在を意識して、手を当ててもＯＫです。そして、腎臓を上へ持ち上げるイメージで、深呼吸をします。意識が大切だというお話をしましたが、お腹や背中の上からでも、イメージの力を使えば、腎臓を上げることができます。

これで終わりです。腎臓も肝臓も元気になり、横隔膜が上へ上がって、とても柔らかくなります。

やる前とやった後とで呼吸を比べてみてください。１分間に何回呼吸するかを計ってみるといいでしょう。

終わったあとの方が、深い呼吸になっているはずです。呼吸も楽にできるようになったのではないでしょうか。

これを、できれば毎日やってください。体調が、がらりと変わるのを体感できるでしょう。

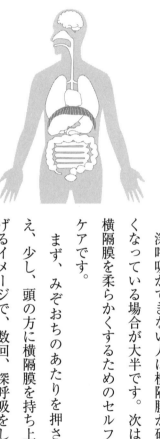

ベーシックケア　横隔膜

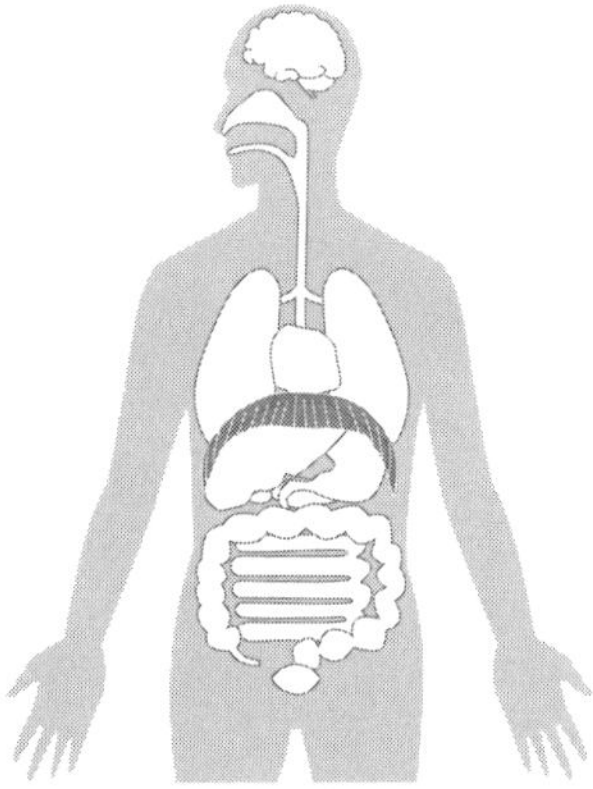

深呼吸ができない人は横隔膜が硬くなっている場合が大半です。次は横隔膜を柔らかくするためのセルフケアです。

まず、みぞおちのあたりを押さえ、少し、頭の方に横隔膜を持ち上げるイメージで、数回、深呼吸をします。それだけのことです。横隔膜が上がって、柔軟性も出てきて、呼吸がしやすくなります。呼吸がしやすくなれば、内臓の圧迫も楽になり、頭蓋骨や仙骨も動きやすくなるので脳脊髄液が循環し、身体が健康な方向に向かうのです。

「えっ、そんなことくらいで身体が変わるのですか？」

と、疑いますか？。健康になれる人は、疑う前に、とにかく、やってみる人です。1日、数分のことです。寝る前でも起きる前でも、これくらいのことをやるのは、何の負担にもなりません。

不思議なことですが、人というのは、

簡単なことよりも、難しいことの方をありがたがる

という傾向があります。

難しいことが好きな人は、どんどんと、難度の高い健康法に挑戦してください。でも、面倒くさがり屋の人に、1日何時間もやらないといけないような健康法が続くでしょうか。嫌々やるようなことは、そ

の人に合った健康法ではないのです。

生野菜しか食べないという〝健康法〟もあります。生野菜が好きな人はそれでいいでしょう。でも、嫌いな人が、そんなことやっても続くはずもないし、続けてもストレスにしかなりませんから、健康を害してしまいます。

特にセルフケアは、

できることを気持ち良く続けるのが一番のコツ

です。

「そうはいっても、こんなに簡単だと、ちょっと心もとないよ」という人のために、もう少し難易度を上げます。

先ほどの簡単なのでいいという人は、この先は読まずに、肋骨に手を置いて深呼吸をする方法を採用してください。

肋骨を触ってみると、左右で硬さが違うことがわかります。ちょっと押してみて、片方は弾力があるけれども、逆側は、ガチッと鎧をきているようだという感じです。

硬い方を、痛くない程度に押してみてください。そして、押したまま、数回、深呼吸をします。次第に、肋骨が柔らかくなっていくはずです。

もう少し高度にしてみましょう。

肋骨が硬いといっても、全体が硬いわけではありません。部分的に硬いところがあるはずです。全体的には柔らかくても、一部だけが硬いという場合もあります。

そういう硬いところを探してみてください。そして、そこを押して、数回、深呼吸をして、柔らかくします。

さらに、もうひとつ上の段階。

今度は、肋骨の下部（腹部に近いところ）に沿って、お腹を押してみてください。ここはちょっと硬いなと感じるところがあれば、そこを押さえて、深呼吸をしてください。

柔らかくなるはずです。

深呼吸をしてみてください。明らかに楽になっているはずです。

私は、

目に見えるものよりも、見えないものの方が大切

だと思っています。目に見えないといっても、お化けや霊のことをいっているのではありません。私たちの身体の中は、容易に見ることができません。私たちの目には見えません。しかし、**目には見えなくても、私たちには感じる力があります。それを鍛えていくということです。**

横隔膜が下がっていれば、その部分に手を当てて、上がっていくイメージをする。それだけで、身体は反応してくれるのです。

さらには、肋骨や内臓を押してみて、硬さを感じてみる。そういうことをして、身体とコミュニケーションをとっていくのです。

身体に無関心だと、身体は何も話してくれません。そうかといって、過干渉ではまずいのです。適度なかかわり方が大切です。

例えるなら、家族に対する関わり方のようなものです。無関心だと何も会話が無くなり、話してくれなくなります。過干渉だと、煩わしいので反抗したり、家出をしてしまったりします。

身体も同じです。

1日数分、コミュニケーションをとってみるといいと思います。〈手当て〉と〈深呼吸〉は、いってみれば身体とコミュニケーションをとるときの〝言葉〟です。

毎日家族と軽く言葉を交わすように誰にでもできる方法ですから、これなら身体にとっても過度な負担になりません。

自分にとって、健康って何なのだろうかということをしっかりと考えて、この二つの方法を実践して、身体とコミュニケーションをとっていく。それで、この本の目的は達成です。もうここで終わりにしてもいいのですが、先ほどもいいましたが、なかなかこれだけでは納得してくださらない方も多いので、もう少し、専門的なことにも触れていきます。

専門的といっても、簡単なことばかりなので安心してください。

身体のことをもっと知っていただくという意味では、これからのお話についても興味をもっていただけると思います。

身体に関心をもてば、身体も喜んでくれます。

骨盤は身体の〝土台〟

まずは、骨盤を正常にしましょう。

骨盤というのは、骨格の土台に当たる部分です。これが歪んでいれば、骨格全体が歪んでしまうのは当然です。

家を建てるとき、土台の部分はとても大切です。傾いていたりして、弱かったら、せっかくいい家を建てても、すぐにさまざまな問題が起こってきます。土台ですから、それを直そうとすると、せっかく建てた家を、壊さないといけないことにもなってきます。

そのための第一段階は、

「自分の短い方の足を把握する」こと

です。

人間の顔で左右が同じ人はいません。顔だけではなく、体全体が左右対称にはなっていないのです。

骨盤も左右対称ではありません。

人間の足には軸足と利き足があります。手には、右利き、左利きというのがありますが、足にも左右の役割が分担されています。

利き足というのは、正確で素早い動きができる足です。サッカーでボールをける場合でも、狙った方向に遠くまで跳ばすには利き足を使います。

軸足は、器用には動かないけれども、利き足の動きをサポートするという役割をしています。

この利き足と軸足。長さが違うのです。

軸足は利き足に比べて短いのが正常なのです。よく、足の長さがそろってないのは異常だといっている人がいますが、それは身体の構造を正確に知らない人が、誰かにいわれたことを鵜呑みにしてしまったために、そんな間違ったことを平気でいってしまうのです。

あなたの利き足はどちらでしょうか。

だいたい、右利きのひとは、足も右利きです。しかし、スポーツをやって、左でボールを蹴ったりするのを練習しているうちに、左利きになってしまう場合もあります。

人間の身体って、面白いと思いませんか。こんな面白いものが、こんなにも身近にあるのです。関心をもたないのはもったいないことだと思います。

大事なのは「栄養」より「排泄」

食の話になると、「どういう栄養素をとればいいのでしょう?」という話題になりがちです。サプリメントでもそうですが、摂取することばかりに注目が集まります。

しかし、本当に大事なのは、排泄です。出すことが健康にはもっと

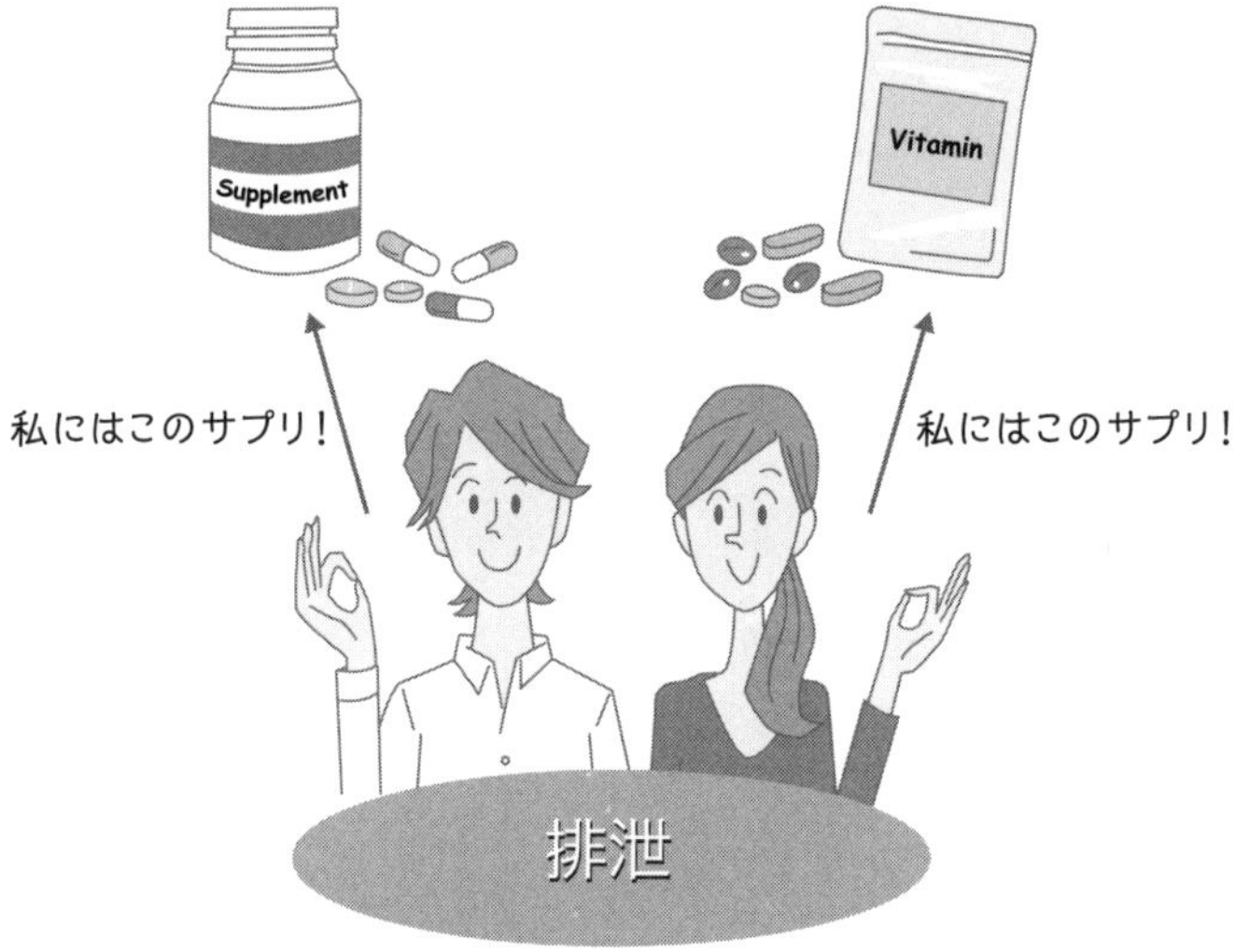

排泄を促すもので、自分の身体に合ったものを！
身体の声を聞きながら選びましょう!

も重要な要素なのです。

サプリメントでも、「便通が良くなるものをとってください」とお話しします。本に書いてあったり、テレビで見たり、人からの情報よりも、自分の身体に聞いてみることです。身体のサインに敏感な人なら、自然に身体の声を聞きながら食べるものも、サプリメントも選んでいます。

しかし、現代人は、鈍感な人が多いので、そういうわけにもいかないという状況があります。そこで、サインを知るコツとして、私は便通をチェックすることをおすすめしています。

「腸の健康」が「身体の健康」

腸というのは、すごい臓器です。

腸には約100兆個、100～120種類、重さにして1キロものの腸内細菌がいます。腸内では、これらの腸内細菌の協力を得ながら、栄養素を合成したり、体調に合わせた代謝を行ったり、吸収したタンパク質で血液を作るということも行っています。

解毒作用も、腸の大切な働きです。腸の環境が悪いと、毒素は肝臓に回ってから無毒化されることになります。本来なら、腸がある程度、解毒してくれているので、肝臓としても仕事が分担できてありがたい

「便通」は腸環境の状態を表すバロメーター

胃の機能

・食べたものを胃酸で殺菌
・粗くかゆ状にして消化しやすくする

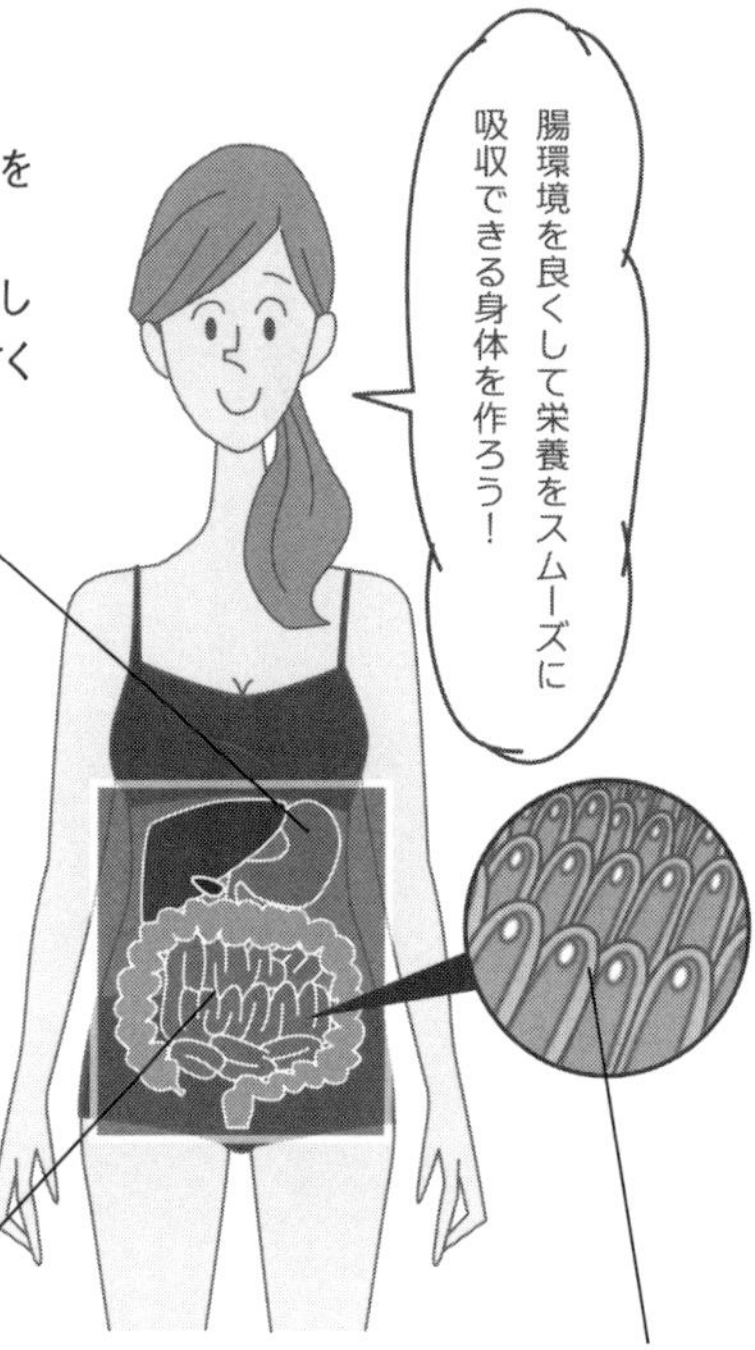
腸環境を良くして栄養をスムーズに
吸収できる身体を作ろう！

腸の機能

・体調に合わせた代謝
・栄養素の吸収
・酵素分解
・解毒作用
・免疫作用

無数のひだ

・絨毛が病原菌や異物の侵入を防いでくれる
・免疫作用を持つ

のですが、腸がうまく働かないとなると、すべて肝臓でやらなければなりません。最大の解毒器官であるといえども、それでは、負担が大きすぎて、故障の原因にもなってしまいます。

腸は、ほかにもさまざまな働きをしています。

小腸の壁には、無数の凹凸のひだがあり、その表面は絨毛という細かい突起で覆われています。その絨毛の表面は、さらに微絨毛という細かい突起でびっしりと覆われています。

食べた物は、胃で殺菌され、消化しやすい形に分解されます。それが、小腸に入って、酵素で分解され、栄養素として吸収されます。絨毛が、栄養素の吸収の役割を果たしてくれています。

食のことになると、みなさん、摂取する栄養素のことを気にされますが、腸の具合が悪いと、せっかくの栄養素もスムーズに吸収されません。それでは、せっかくいい栄養素をとっても意味がありません。

その絨毛が、免疫の働きとも関係しています。無数の絨毛は、病原菌などの異物の侵入を防いでくれているのです。

この**小腸の免疫バランスが崩れてしまうと、アレルギーを発症します。**

腸が正常に働いてくれることが、健康で生きるにはとても大切なことです。そして、腸が健康かどうかのバロメーターが便通ということになります。便秘や下痢をしている状態というのは、腸の環境があまり良くないというサインです。

早急に解決したいものです。

腸環境は変えられる！

腸の環境を良くするには、オリゴ糖、ビフィズス菌や乳酸菌を含んだ食品をとるといいでしょう。野菜や海草類、果物など、食物繊維の多い食べ物も積極的に食べてください。

オリゴ糖というのは、胃や腸で吸収されにくい糖類で、腸内細菌のうちの善玉菌と呼ばれている菌のエサになります。腸内環境を整えるにはとても効果的です。

オリゴ糖がたくさん含まれている食品は、アスパラガス、タマネギ、ニンニク、ゴボウ、ハチミツ、味噌、醤油、乳製品などです。

乳酸菌やビフィズス菌は善玉菌です。発酵食品には、乳酸菌やビフィズス菌が含まれていますので、たくさん食べるようにしてください。

カルシウムも、腸の蠕動運動を活発にします

ので、意識してとることが大切です。

どうでしょう。

この章で紹介した方法、全部できればそれに越したことはありませんが、眉間にしわを寄せてまでやれというものではありません。

自分には何が合っていて、何ができるだろうかということを考えてみて、これとこれなら続けられるぞと思ったものからやってみてください。

あるいは、横着かもしれませんが、白紙のカードを用意して、片面に「腎臓」「心臓」「骨盤」「手の反射点」（詳しくは巻末の和製体セルフケアをご覧ください）と書いて、それをテーブルの上に裏返しに並べて、「今日は何をやろうか」と、1枚か2枚をひいて、それをやってみるというのでもいいのです。

それくらいリラックスしてやった方が、効果は上がるものです。

健康を維持するというのは、まなじりを決して行うものではありません。病気を治すのもそうです。それで元気になれればいいのですが、私の経験からすれば、**どんな健康法でも、力を抜いて、楽しみながらやっている人の方が効果が出ています。**

食べ物でも、玄米菜食を、必死になって厳格に実践している人よりも、たくさんの仲間と一緒に、大笑いしながら、好きなものを食べている人の方が、元気で長生きできたりします。

健康というのは、あくまでも何かやりたいことを成し遂げるための手段です。健康を目的にしてしまっては、人生が味気なくなってしまいます。セルフケアは、人生を豊かにするためにあるべきです。

朝から晩まで、健康を気にするあまり、誰かが提唱するブームとなっている健康法に振り回されるというのは、何よりも健康法が好きだという人ならともかく、もっとほかにやることないんですかと、私はいいたくなってしまいます。

治療法探しに夢中になるのではなく、

せっかく病気になったのだから

生命とか身体や心のこと、死といったことを一生懸命に考えようとする人の方が私は好きです。生き方としても高度だといったら、病気の方に叱られそうですが、でも、私はそう信じていて、実は、そういう発想ができる人の方が、病気になりにくいし、病気になっても奇跡的な治癒が起こったりするものなのです。

ここで紹介したセルフケアは、時間も手間もとらせません。朝、起きたときに、仕事の合間やスキマ時間に、寝る前に、というような感じで、できるときに少しずつ取り入れてみてください。

少しずつでも毎日やることで、効果が出てきます。

11 ―「〈手当て〉の力」を毎日身体と脳へ

ここまで述べてきて、セルフケアについて、どう感じられましたか？　何だ、こんな程度かと、思ったでしょう。しかし、私がいいたいのは、その程度の簡単なことで、人は簡単に健康を維持することができるということです。この本を読んで、この方法を実践して、そのことを、実感していただきたいと思います。

しかし、これをすれば、たちまち、ものすごく元気になるというものでも、残念ながらありません。コツコツと続けないと効果が出ません。続けて体感するしかありませんが、たとえば、スクワットと腕立て伏せと腹筋運動を毎日100回ずつやりましょうというのでは往々にして続かないものです。もっと簡単でないと続かないと思います。

しかし、簡単であっても効果が出ないと、これまた意味がありませんが、「簡単で効果が出る方法」を、この本では紹介できたと思います。巻末にかなりの数を紹介しましたが、これをすべてやる必要はありません。

自分にとって、どれが大切か、

直感で決めていただいて、それを毎日やるというのでもけっこうです。気持のいいことだけやってもいいでしょう。不安のある臓器をケアするのでもいいし、パッと開いたページの方法をやってみるというのでも、まったく問題ありません。

先にも触れましたが、身体というのはつながっています。心臓が悪

いのは、心臓だけの問題ではありません。遠く離れた腎臓に異常があることもあります。肝臓にも問題があるかもしれません。あらゆるところに大なり小なりトラブルがあって、そのトラブルが、心臓に現れていると考えてください。

ですから、どこからアプローチしても、結果的には、心臓を良くする方向に働きます。あまり堅苦しく考えずに、長く続けられるという方法を選択してください。

毎日続けるのがいい、といいましたが、ノルマのように考えるのも良くありません。自分の体調と相談しながらやってください。

たとえば、

寝不足で疲れてしまっているときの一番のセルフケアは眠ることです。

食べ過ぎたときには胃腸を休めることです。

そういうことも含めての健康法、セルフケアだということを頭に入れておいてください。

健康とはどういうものか、最初にお話ししたことを、もう一度、復習しておきます。まずは、**不調に対して敏感になる身体を作ることです。**

痛みがあるというのはとてもありがたいことです。

その痛みを、ほんのわずかな違和感があるうちに、素早くキャッチすることができれば、すぐにそこに手を当てて深呼吸をするだけでもいいし、違和感の場所が胃だったとしたら、胃の反射点に手を当てて深呼吸をすればいいのです。不快な思いをする前に、正常な身体に戻ることができます。

違和感を早くキャッチするためには、骨格と内臓が正しい位置にあることが必要です。本書で紹介したセルフケアは、そこをとても重視しています。

異変がいっさい起きない身体というのはあり得ません。必ず、何か問題が起こるのが人体というものです。誰の身体の中でも、毎日数千個の癌細胞ができているという話を思い出してください。しかし、それが免疫力などの自然治癒力によって、すぐに消し去ることができているから、癌という病気にならなくてすんでいるのです。

免疫力が低下したときに、癌の芽を摘み取ることができなくなって、癌が成長してしまって病気になってしまうのです。

大切なのは、不調が起こったら、すぐに修復できるようにしておくことです。それが健康な身体です。**セルフケアというのは、不調をいち早くキャッチして、自然治癒力を働かせて、病気を種のうち、芽のうちに摘み取ってしまうためのお手伝い**をするものだと考えてください。

もし、検査で異常が発見されるような状態であれば、それはセルフケアの守備範囲ではありませんので、きちんと病院で治療を受けてください。しかし、病院の治療を受けながらセルフケアをすれば、治療の効果はより高まります。

身体と脳がつながるから〈手当て〉は効く

さて、ここまでずっと読んでいただいて、私のセルフケアの根底にあるものを感じ取っていただけましたでしょうか。

内臓の反射点を覚えてしまえば、あとはただ手を当てて深呼吸をするだけです。強く揉むとか捻るとか、そういったことはまったくしません。セルフケアの原点は〈手当て〉にあるからです。〈手当て〉とは、文字通り手を当てることです。

治療というのは刺激を与えることです。

刺激は、強ければ強いほど、影響力も大きくなります。しかし、影響力が多いことで弊害が起こることもあります。

薬と同じです。高血圧の人が飲んでいる降圧剤は、一錠飲むより、二錠飲んだ方が刺激の強い分、効果も出ます。しかし、へたをすると、血圧が下がり過ぎて倒れてしまうこともあります。

半錠ですむものならそうしたいものです。

私が求めているのは、

なるべく少ない刺激で、できるだけ大きな効果を出すこと

です。その方法を追い求めた結果、今まで誰もいわなかった斬新な方法ではなくて、昔からずっといわれてきた治療法である〈手当て〉

に行き着きました。

なぜ、手を当てるだけで良くなるのかというと、その部分を意識することができるからです。

お腹が痛いときにお腹を押さえます。お腹に意識が集まります。そうすると、脳はお腹に不調があることを察知します。そして、自然治癒力をお腹に向けて出動させるのです。

そのときに**大切なのが反射点です。**反射点とは、一つ一つの内臓につながる皮膚上にあるポイントのことですが、このポイントを知っておくことは大切です。巻末の〈和整体セルフケア〉マニュアルの中で、主に手足にある反射点を紹介してありますので、ぜひ参考にしてくださ い。この反射点の位置の特定（どのポイントがどの内臓とつながっているかということです）に関するノウハウは、私のオリジナルといえばオリジナルです。

セルフケアは家族とあなたを守る〝最高の予防治療〟

ここまでで〈和整体セルフケア〉の基本的なことについての説明は終わりです。概略はおわかりいただけたのではないかと思いますが、健康法は実践してこそ、です。頭で理解したあとは、巻末の〈和整体セルフケア〉をご覧になりながら、毎日少しずつ身体の変化を実感していただけたらと思います。

さて、私がこの〈和整体セルフケア〉の紹介を通じて、みなさんに伝えたかったことがもうひとつあります。それは、このセルフケアを家族のみんなが知っていると、いざというとき、「こころの余裕」が生まれて、そのことが良い循環を生み出すということです。

たとえば、お子さんが熱を出したとき、今のお母さん方は、けっこうオロオロしてしまいます。病院へ行ったり、薬を飲ませたりするわけですが、セルフケアを知っていると、余裕をもった対応ができます。お子さんに対して何かやってあげられることがあるというのは、お母さんの安心感にもつながります。

お子さんは、具合が悪いときに、お母さんがオロオロしていると、ものすごく不安になります。

不安というのは、免疫力を低下させてしまいます。
お母さんが、手を当てて、「ほら、お母さんの手、温かいでしょ。あなたの中の治る力を高めているからだよ。大丈夫だからね」とでもいってあげれば、お子さんは、どれほど安心するでしょうか。安心すれば、免疫力も高まって、風邪のウイルスを撃退してくれます。このとき、アイスノンを脇にはさんでリンパ節を冷やせば、熱が下がりやすくなります。そうすることで、朝になったらすっかり元気になっていることはいくらでもあるのです。

お母さんやおばあちゃんがセルフケアを知っていると、家族中が元気でいられます。

手を当てることの大切さは、医学的にも見直されてきています。

手を当てたり、マッサージをすることで、大脳が刺激されて、オキシトシンとかエンドルフィン、セロトニンという、快楽をもたらしたり、幸せを感じさせるホルモンが出ることがわかっています。

触れることで痛みが軽減したりして、アルツハイマーの人の徘徊や暴力行為が減少することが報告されています。

癌の患者さんに対しても、マッサージをすることで痛みが軽くなったりして、不安が少なくなり、生きる気力が出てきたということもあり

〈和整体セルフケア〉は簡単!

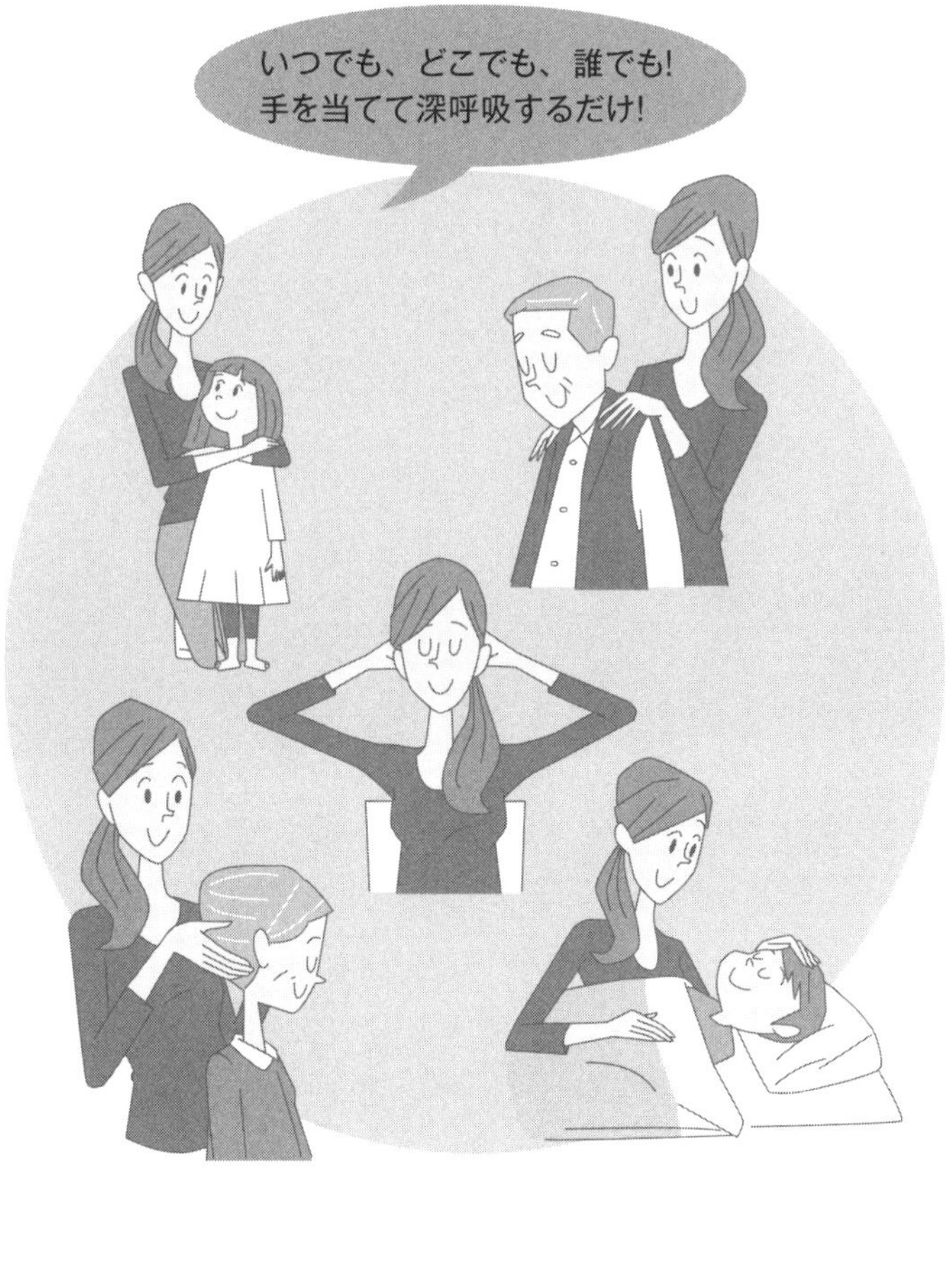
いつでも、どこでも、誰でも!
手を当てて深呼吸するだけ!

ます。

決して、気持ちの問題だけでないのです。

私は、本書を通して、ぜひたくさんの人に、〈手当て〉の効果を見直していただきたいと願っています。そして、実際に、自分の身体、家族の方の身体に、手を当てることを日常化していただきたいのです。

セルフケアは、家族とあなたの未来を守る〝最高の予防治療〟なのですから。

まずは、やってみよう!

いつでも! どこでも! 誰でも!

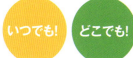

和整体セルフケア

和整体セルフケアでは
次のような身体づくりを目指します。

骨や筋肉が正常に動く
内臓機能が正常に動く
背骨がまっすぐで、脳からの指令が伝わりやすい

↓

**自分の身体が発するサインを
敏感に察知できる身体に！**

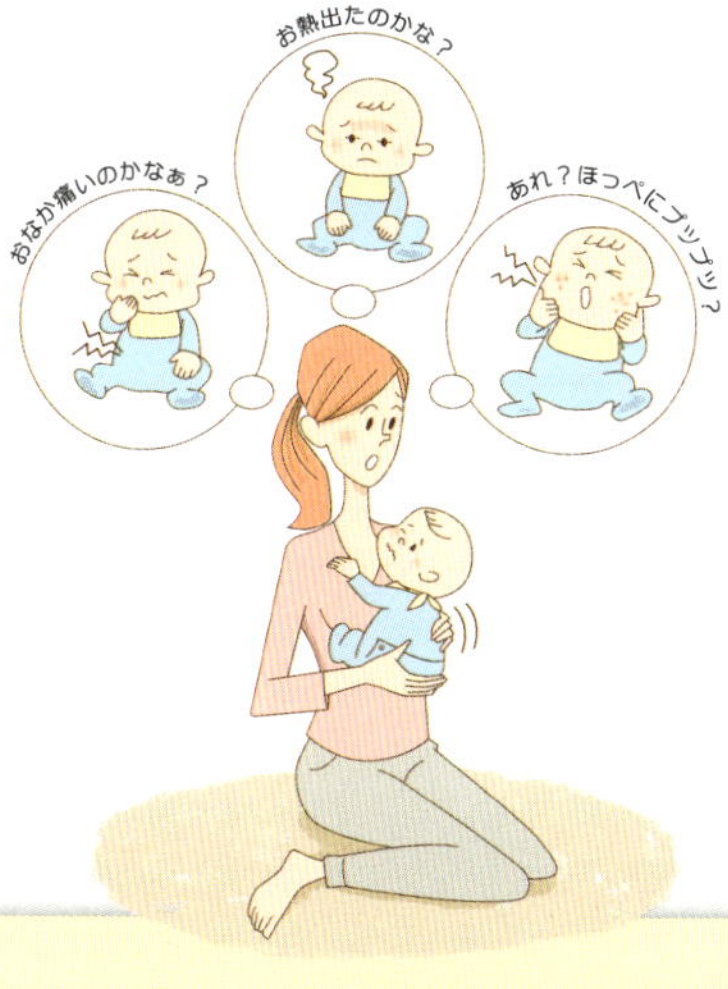
お熱出たのかな？
おなか痛いのかなぁ？
あれ？ほっぺにプツプツ？

和整体セルフケアは、自ら行うことが基本です。古くから日本の生活の中にあった〈手当て〉の効用を改めて科学的、理論的に体系化し、わかりやすくセルフケアができる施術法として再構築したオリジナルの整体法です。最初に和整体セルフケアのポイントについてお話ししましょう。

1 和整体セルフケア＝呼吸を通じて行う整体法

「食べない」「飲まない」状態でも人はすぐには死に至りませんが、呼吸が止まると死に直結します。このように、人間にとってもっとも重要な身体の活動である「呼吸」を豊かなものに改善して、体の状態を良くしようというのがこの和整体セルフケアなのです。アンチエイジングの観点から見ても、酸素摂取能力が高いほど、身体は活性化することがわかっています。

2 細胞の持つ位置感覚を正常にして内臓の働きを活発に！

内臓はたくさんの細胞からできていますが、この細胞のひとつひとつには位置感覚があるといわれます。和整体セルフケアは細胞が持つこの位置感覚に働きかけ、正常な場所に戻すことで、内臓の働きを高めます。

実際に行うのは…簡単3ステップ！

1
治したい
カラダの各臓器を
意識して、

2
手を当てて、

3 内臓や筋肉とつながる「反射点」を刺激してその働きを改善！

身体（とくに手や脚）の表面には各臓器につながるツボのような場所があります。

こうしたポイントを「反射点」と呼び、この反射点を皮膚の上から〈手当て〉によって刺激することで、内臓や筋肉の状態を改善していきます。

4 内臓と脳をつなぐ回路を育てる～「意識」の効用～

毎日休みなく黙々と働き続けてくれている内臓も、不調になると、サインを発して私たちに知らせようとします。しかし、いつもは知らない間に無意識下で動いてくれているわけですから、多くの人はそれぞれの臓器の働きには無頓着なのです。そうすると、いざというとき、内臓からのサインに気がつくのが遅れ、気づいたときには大きな病気に…ということにもなりかねません。そうならないためには、ふだんから、内臓と脳の情報交換ができるよう回路を整備しておくことが大切です。その回路をつくり出す役目を担っているのが「意識」です。

和整体セルフケアでは、内臓のケアをするときには必ず、「〈手当て〉をしている臓器を意識しながら」行うようにします。それによって、脳と内臓を結ぶ回路が活性化し、情報交換がスムーズにいくようになるのです。

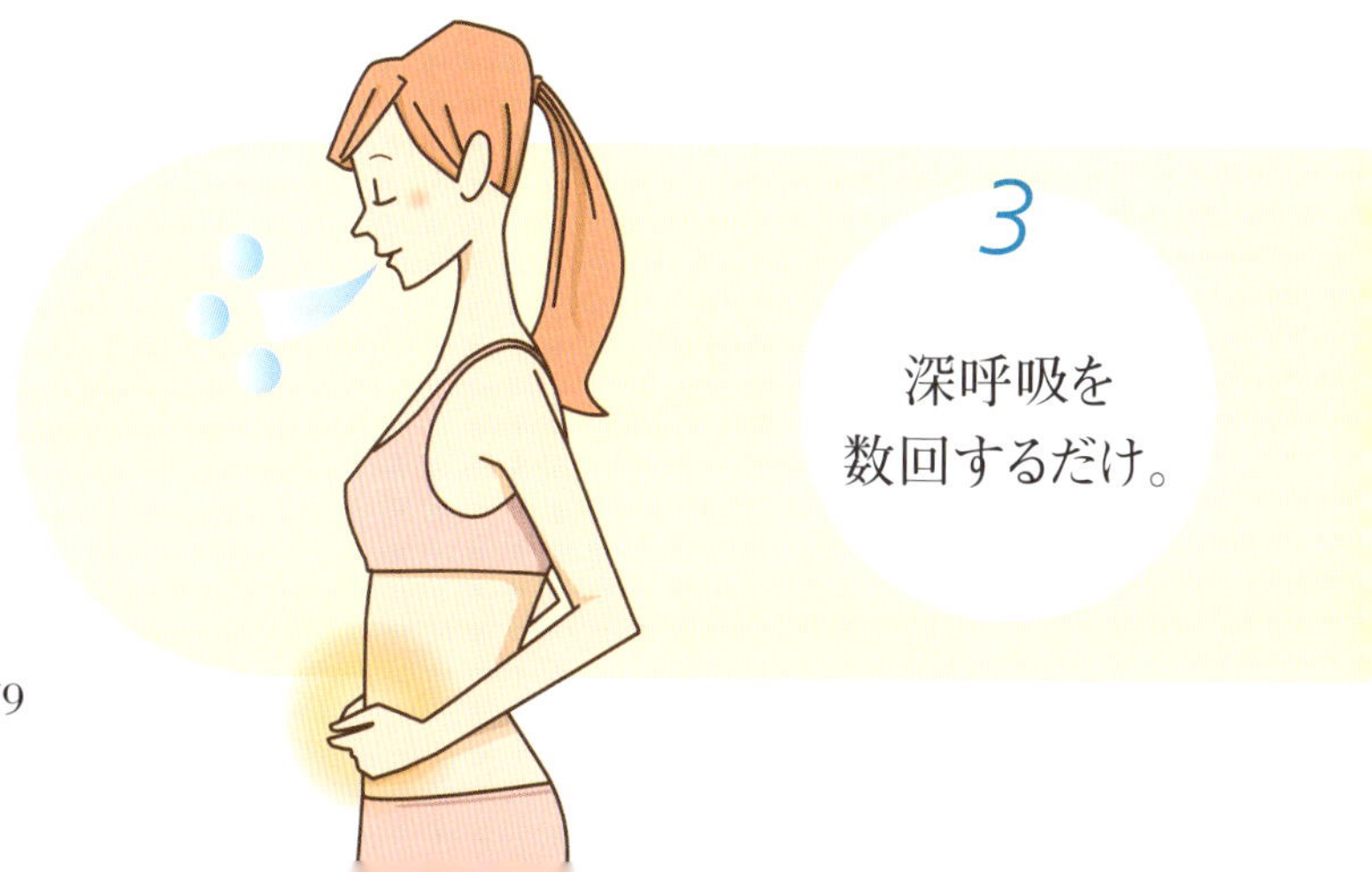

内臓への和整体セルフケア

直接、各臓器を手で触るような意識でアプローチします。
どの臓器も大切なものですが、かなめはやはり「肝臓」「腎臓」。
骨盤調整とこの二つの臓器へのケアは、治したい器官をやる前にやっておくと、より効果的です。

心臓

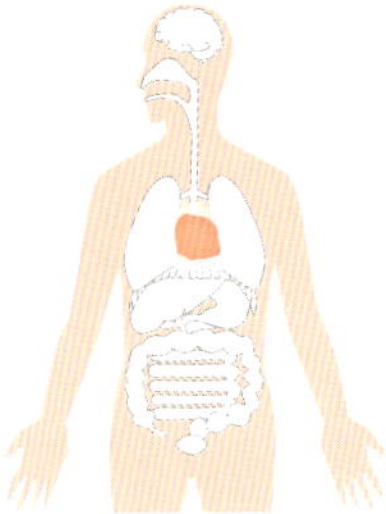

心臓の働き

酸素や栄養素を運ぶ血液を、全身に巡らせるポンプの働きをする。

ケアの手順

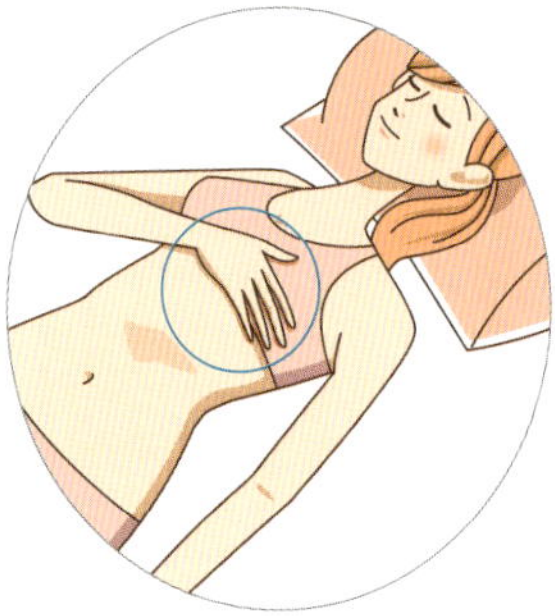

胸骨の左側を押さえて、自分の心臓を感じながら、心臓の血流を良くするようにイメージしながら、深呼吸を回数なら4~5回、あるいは時間なら2～3分を目安に行う（以下、同じ要領で）。

胆のう

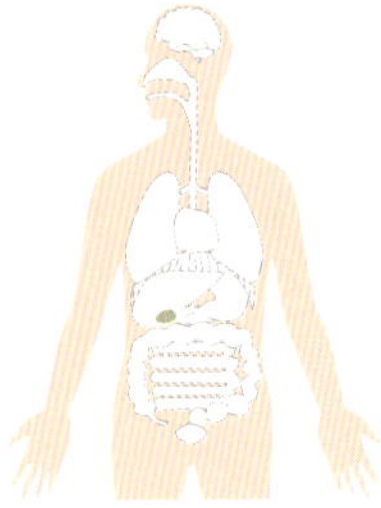

胆のうの働き

脂肪の消化や吸収を助ける胆汁（たんじゅう）を貯えておく臓器が胆のう。胆汁は肝臓でつくられたあと、いったん胆のうへ送られ、5～10倍の濃さで貯蔵される。そして、食事のあとに、胆のうから十二指腸へと送られ、脂肪の消化や吸収に役立つ働きをする。

ケアの手順

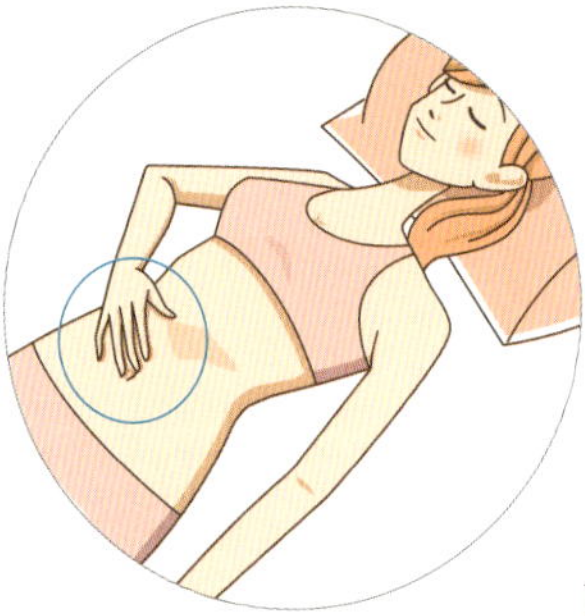

肋骨の内側（下寄り）、肝臓の少し下の内側を押さえ胆のうを触っていると意識しながら、深呼吸を4～5回、あるいは2～3分行う。

肝臓

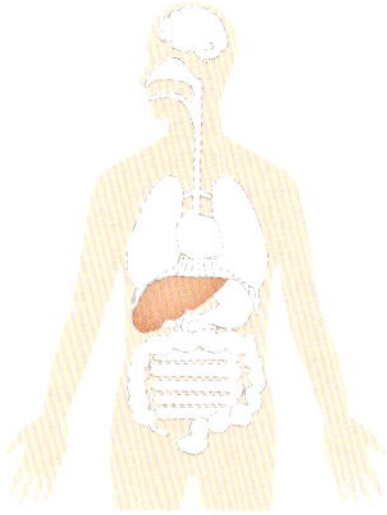

肝臓の働き

糖・たんぱく質・脂肪を体内で使える形に変えて貯蔵し、必要なときにエネルギーとして供給する。有害な物質を解毒する。老廃物を流す胆汁を生成・分泌する。胆汁は、脂肪の消化吸収を助ける消化液である。

ケアの手順

右の肋骨あたりを押さえて深呼吸を6〜7回、あるいは3〜4分行う。大きく、スポンジ状の臓器なので、うっ血しやすいため、少し強めに押さえて行う。柔らかくなってきたら、肋骨の内側に指を入れるように行ってもよい。うっ血が取れると全身の働きがよくなる。

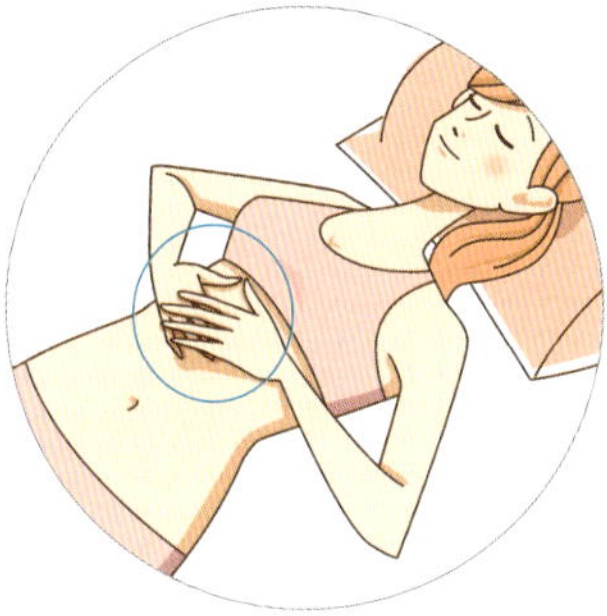

腎臓

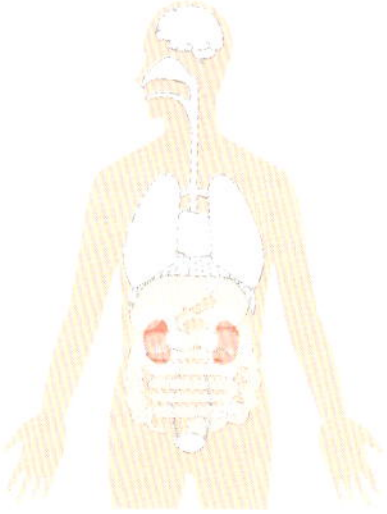

腎臓の働き

血液をろ過し、老廃物や塩分を排出する。過剰なナトリウムを排出し、血圧の調節を助ける。

ホルモンを分泌して、赤血球の産生や骨の発育と維持といった重要な機能の調節を助ける。

ケアの手順

手を当てる位置は、おへその両サイドを目安に。季節の変わり目に下垂しやすいので、春や秋のはじまりのケアはとくに念入りに行う。当てた手を軽く上側に持ちあげるイメージを持ちながら、7〜8回、あるいは3〜4分深呼吸する。

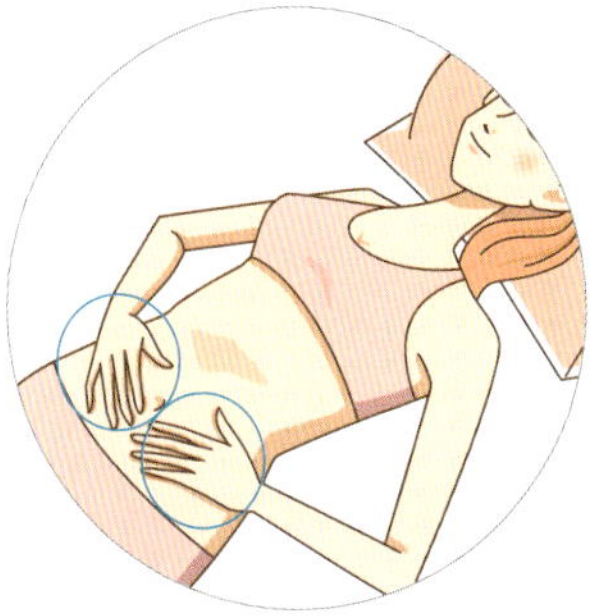

膵臓

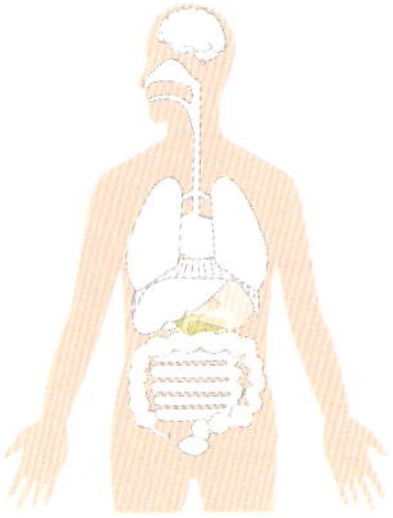

膵臓の働き

膵臓から分泌された膵液（すいえき）は十二指腸に送られ、消化酵素で栄養を分解し、小腸での吸収を助ける。膵液に含まれる消化酵素は非常に強く、タンパク質、脂質、炭水化物の３大栄養素の全てを分解する。もう一つの働きは、血液中の糖分の量を調節すること。

ケアの手順

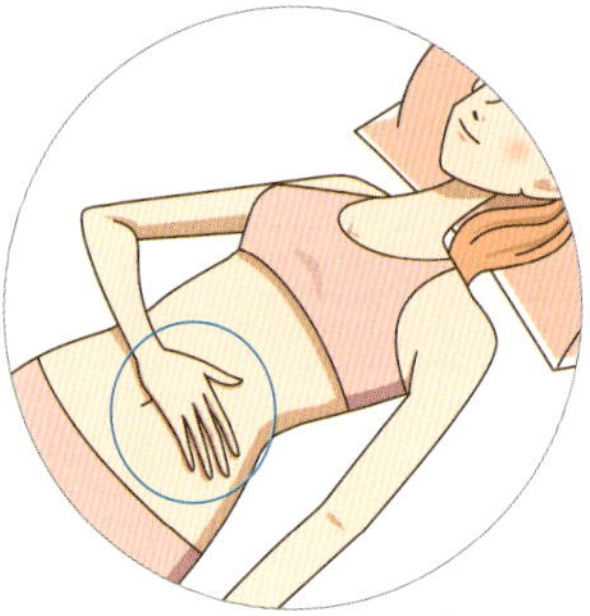

みぞおちの左側、胃の後ろ（実際に手を当てているのは胃だが、その後ろ側にある膵臓を意識）を左手で押さえて4～5回、あるいは2～3分深呼吸する。胃の後ろに位置する膵臓を意識しながら行うことによって、より良い効果が得られる。

脾臓

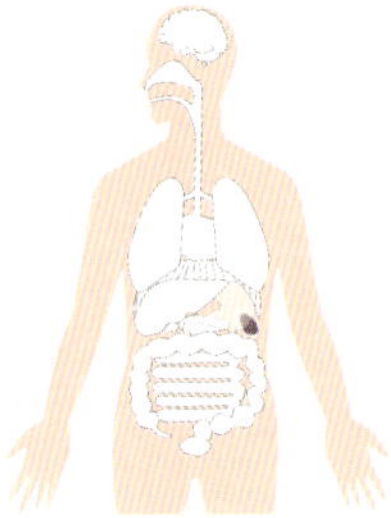

脾臓の働き

老化した赤血球を破壊し、取り除く働きのほか、出血時や運動時に必要に応じて血小板を放出する役割、全身のリンパ球の約４分の１が集まる体内で最大のリンパ器官として、細菌や異物からカラダを守る免疫機能なども担っている。

ケアの手順

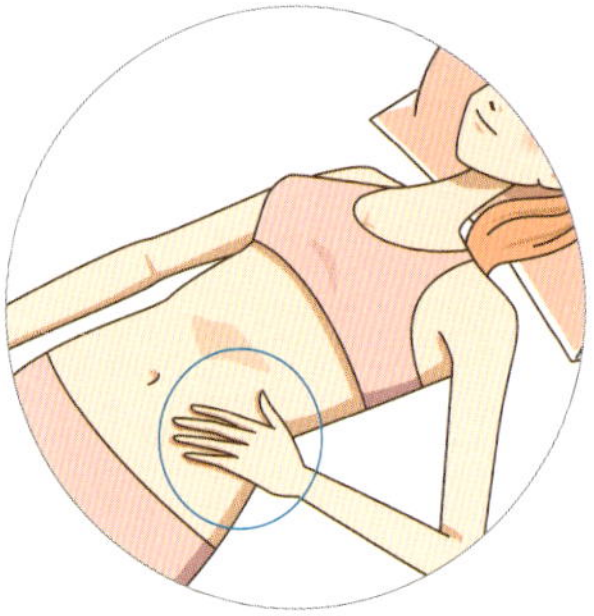

位置は左の肋骨の外側、胃の左側。脾臓の存在を意識して手を当てる程度でOK。少し内側へ押すイメージ。熱があったり、炎症がある場合は、敏感になり、痛みを伴うので押さえ方は柔らかく、気遣いながら４～５回、あるいは２～３分深呼吸する。

副腎

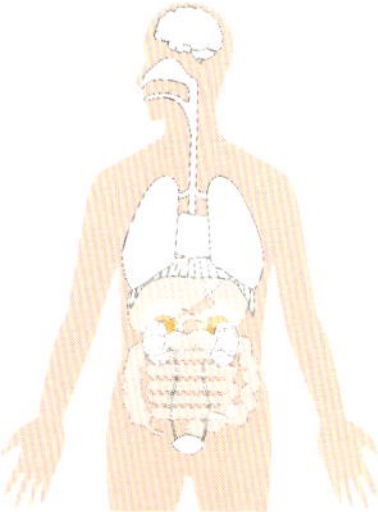

副腎の働き

副腎皮質と副腎髄質という二つの層の合体から成る臓器で、副腎皮質からはナトリウム、カリウム、水分バランスの調整、糖利用の調整、血圧を正常に保つなどの働きを持つステロイドホルモン（副腎皮質ホルモン）が分泌される。

もう一方の副腎髄質からは、心拍数や血圧の上昇、血糖値を上げるなどの働きを持つアドレナリン、意識や思考を活性化する働きを持つノルアドレナリンなどが分泌される。

ケアの手順

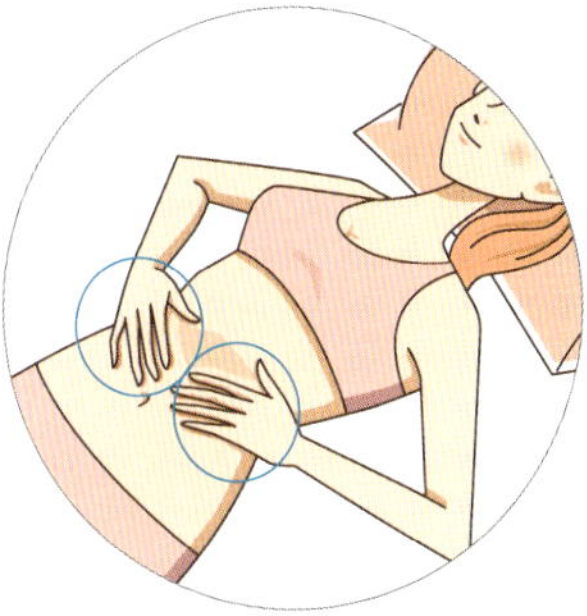

身体の背面側にある臓器で、へその両サイドから4～5cm 上部、腎臓の上側に左右 2 つある。腹部の上からは直接副腎を押さえることはできないが、副腎のある位置を確かめて手で押さえ、副腎を意識しながら、4～5回、あるいは2～3分深呼吸する。

胃

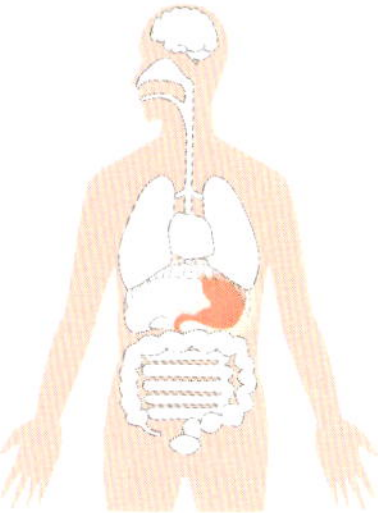

胃の働き

食べた物をいったん貯える貯蔵庫の役割と、消化の最初の段階を合わせ持つ。貯えられた食べ物は胃酸と混ぜ合わされ、殺菌、アルコールの吸収などが行われる。そして、かゆ状になると、十二指腸へ送られ、消化の次の段階が行われる。

ケアの手順

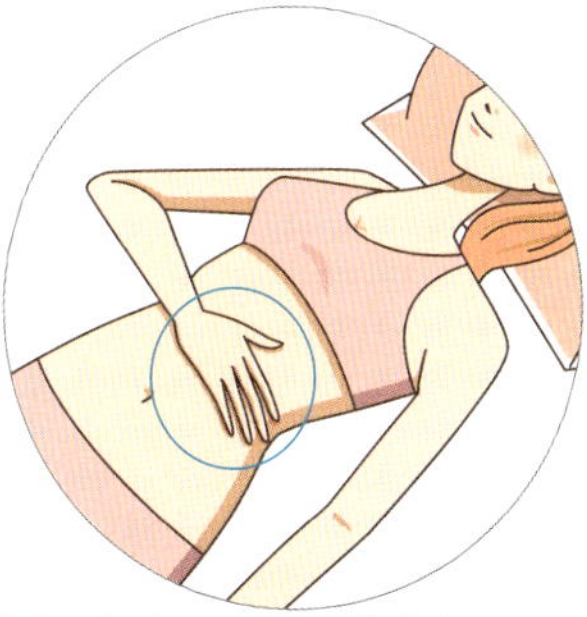

肋骨の間から少し左側を押さえる。食道からつながる胃を意識する。横隔膜や呼吸の問題は胃の〈手当て〉をすると解決する場合が多い。深呼吸を4～5回、あるいは2～3分行う。

手の和整体セルフケア
～内臓につながる反射点を刺激する方法～

手には左右それぞれ、図のように、各臓器とつながる反射点があります。ケアしたい内臓をイメージしながら（身体の中で感じながら）、その臓器と対応する反射点を指で圧をかけるように押し、2~3 回深呼吸をします。慣れないうちは、反射点がわからないかもしれませんが、そんなときは、押してみて痛いところを目安にしても構いません。

「肝臓に血液がよく流れるようになった」「胃の位置が正常になった」というように、内臓の働きがよくなったというイメージや気持ちを持ちながらケアすると、より効果的です。

押す角度や強さを変えたり、位置をズラしたりなどしながら、〝痛みはケアのガイド役〟と考えて、自分の身体を探索してみましょう。

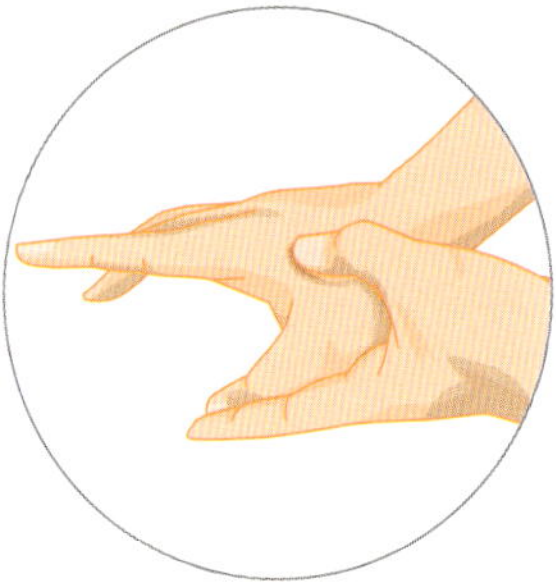

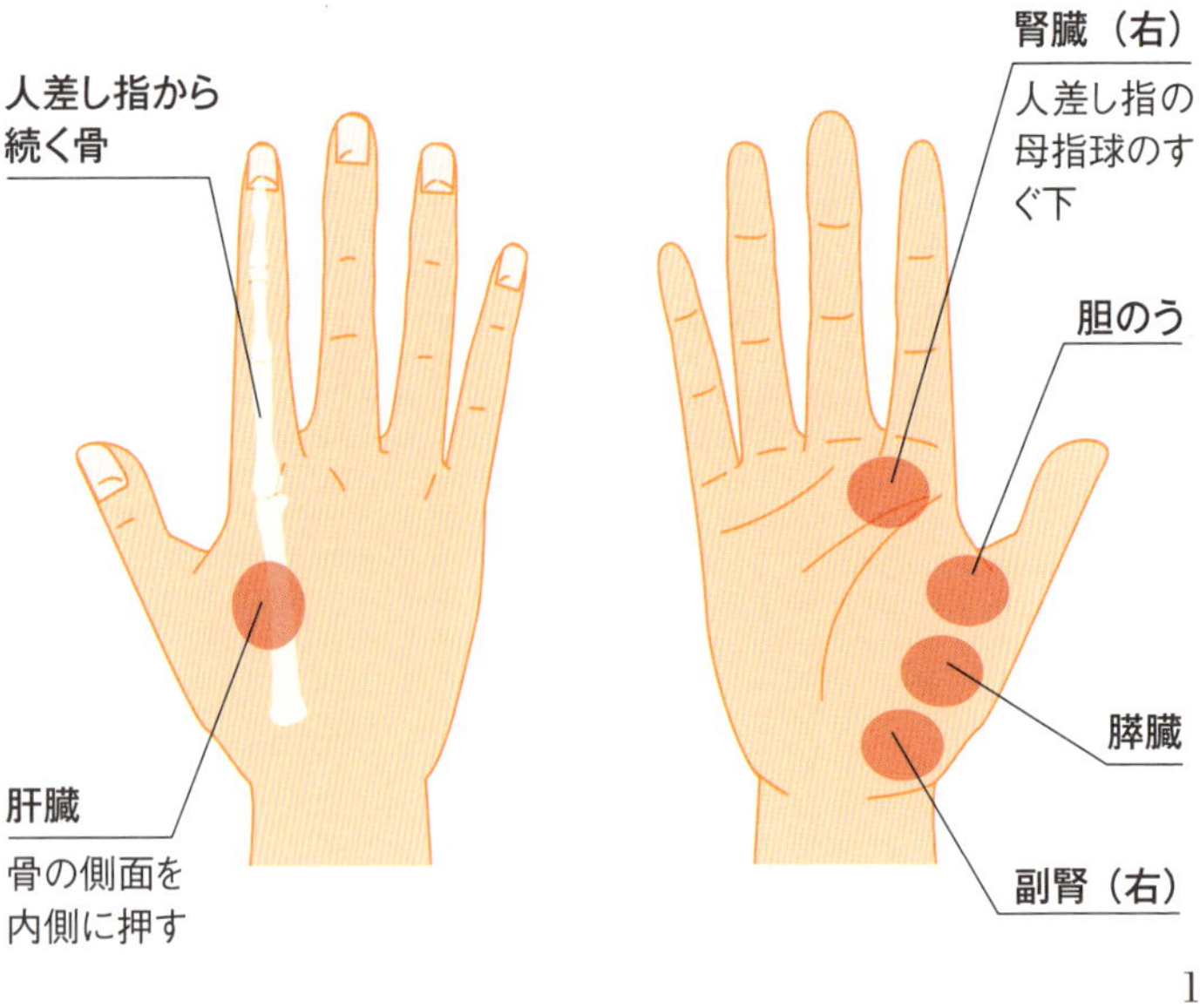

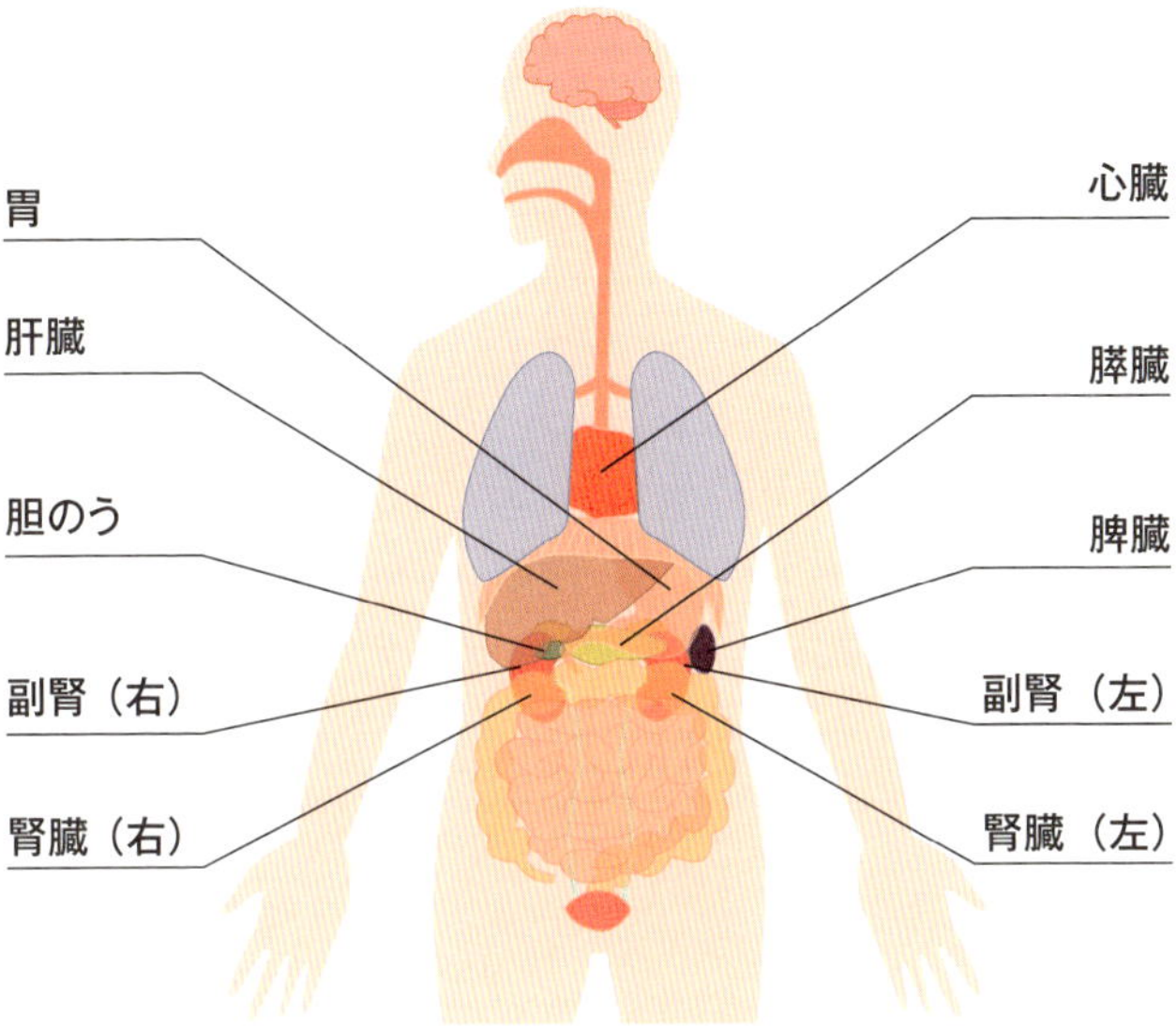
胃
肝臓
胆のう
副腎（右）
腎臓（右）
心臓
膵臓
脾臓
副腎（左）
腎臓（左）

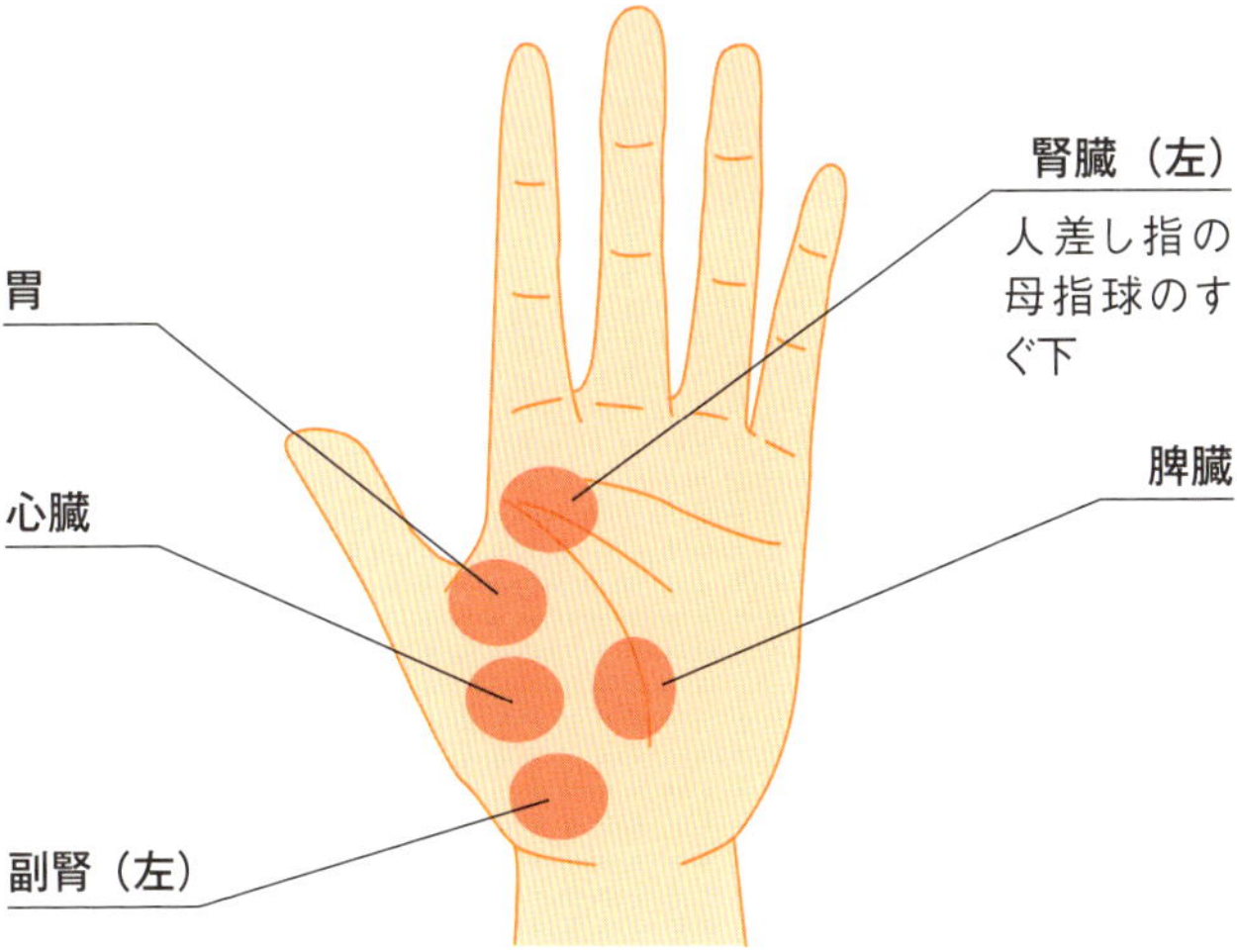
腎臓（左）
人差し指の
母指球のす
ぐ下
胃
心臓
脾臓
副腎（左）

ふくらはぎの和整体セルフケア
～内臓につながる反射点を刺激する方法～

手と同じように、ふくらはぎにも、各臓器に対応する反射点があります。ケアのやり方は同じです。ケアしたい内臓を感じながら、指で対応する反射点を押さえ、持続的に圧を加えるようにしていきながら、2～3回深呼吸を繰り返します。

痛みのあるところ、硬さを感じるところを探しながら行ってください。慣れてくると、深呼吸をしているうちに、「痛いところが緩んでくる」体感が感じ取れるようになると思います。

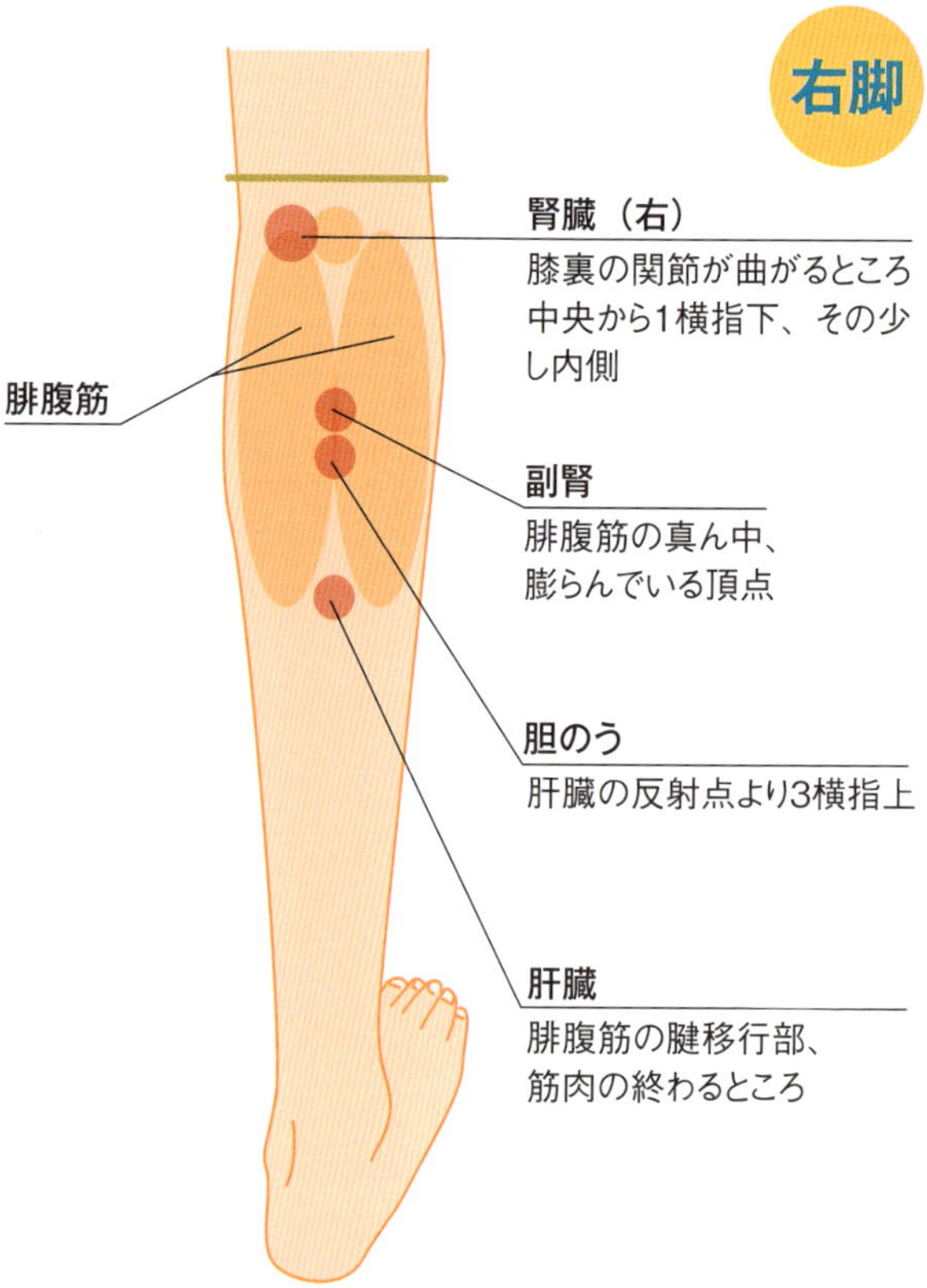

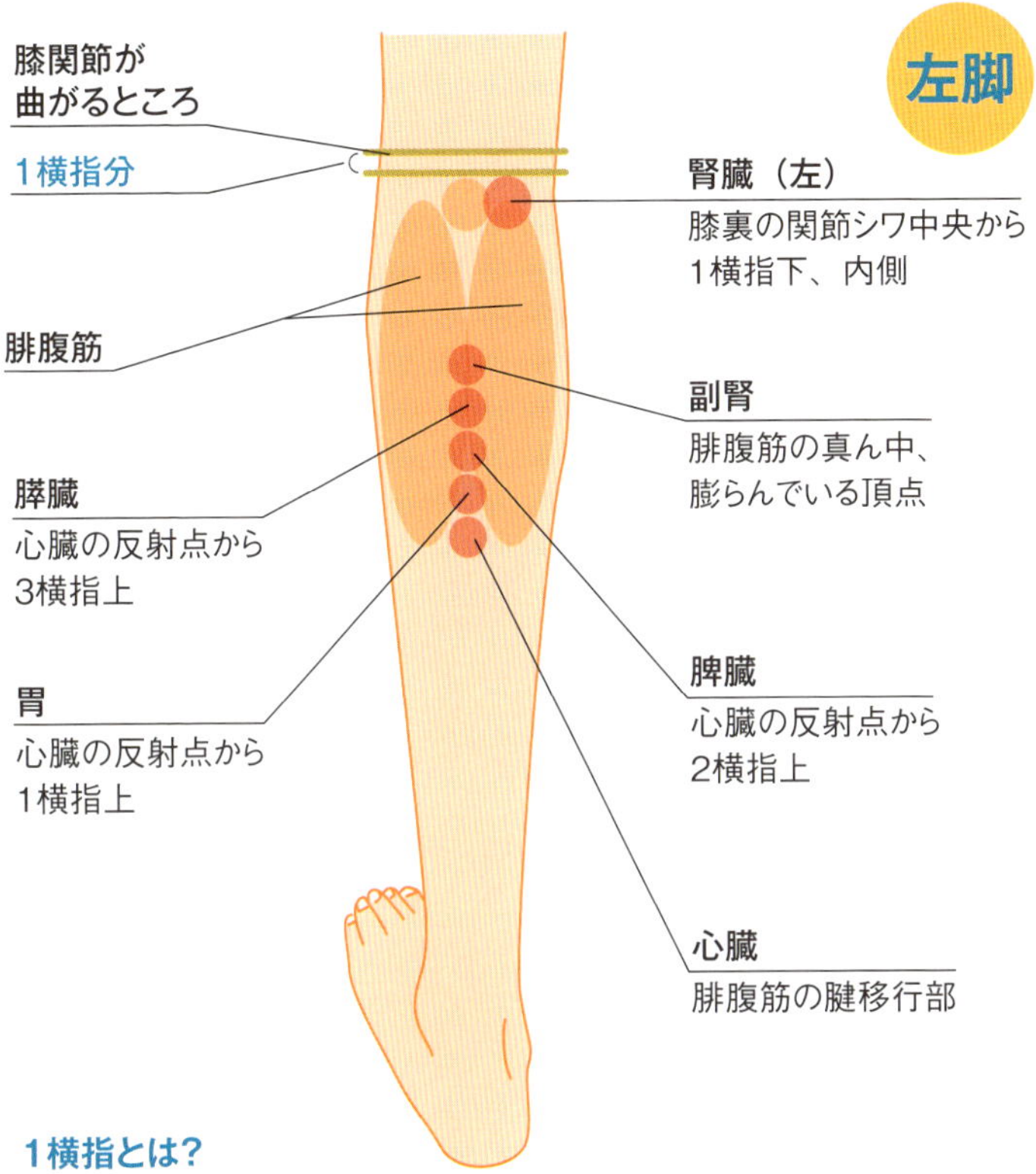

1横指とは?

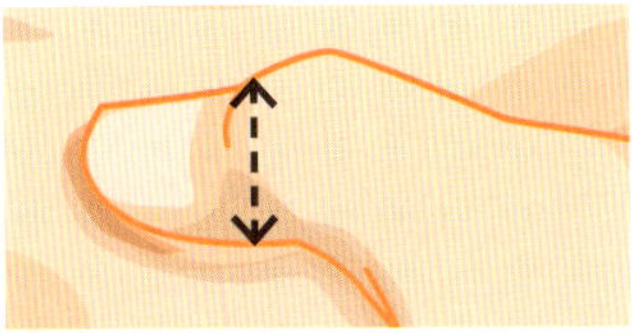

親指の第一関節から少し先側の横幅を「1 横指」といいます。反射点の位置を探すときに目安となる〝定規〟の役割を果たしています。

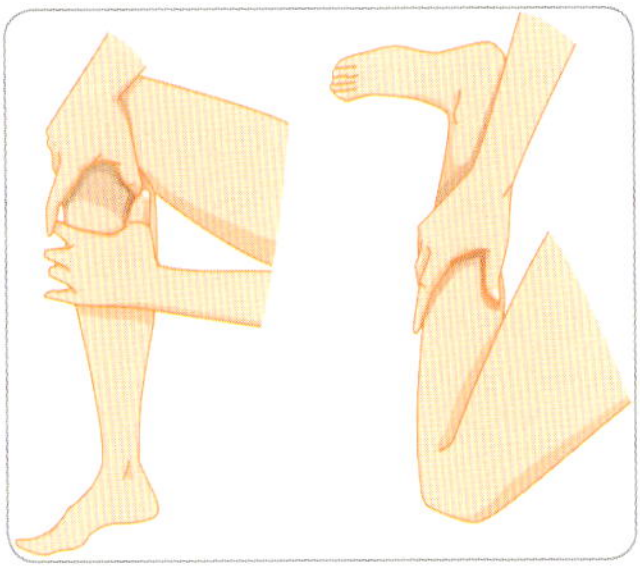

反射点の見つけ方

膝関節の裏の曲がるところの中央や、心臓（左）肝臓（右）、副腎（左右）の反射点を基準に各臓器の反射点を見つけてください。

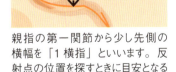

骨盤調整の和整体セルフケア
～和整体ブロックを利用して～

骨盤の動きは、脳脊髄液の循環や内臓の働きにも大きな影響を及ぼす身体のかなめ。姿勢や身体の使い方のクセ、生活する上で起こるストレスなどによって生じる突っ張りや歪みなど、骨盤の動きを悪くする要因を骨盤調整によって取り除いていきましょう。

ここでご紹介する【和整体ブロック】を使った調整法は、自重を負荷としながらゆっくり骨盤の歪みを治していくものです。無理がなく、安全で確実なセルフケア法としておすすめできます。

疲れていたり、反射点を押さえたりするのもツラい状態のときは、この【和整体ブロック】による調整をしてみるだけも十分な効果が得られます。

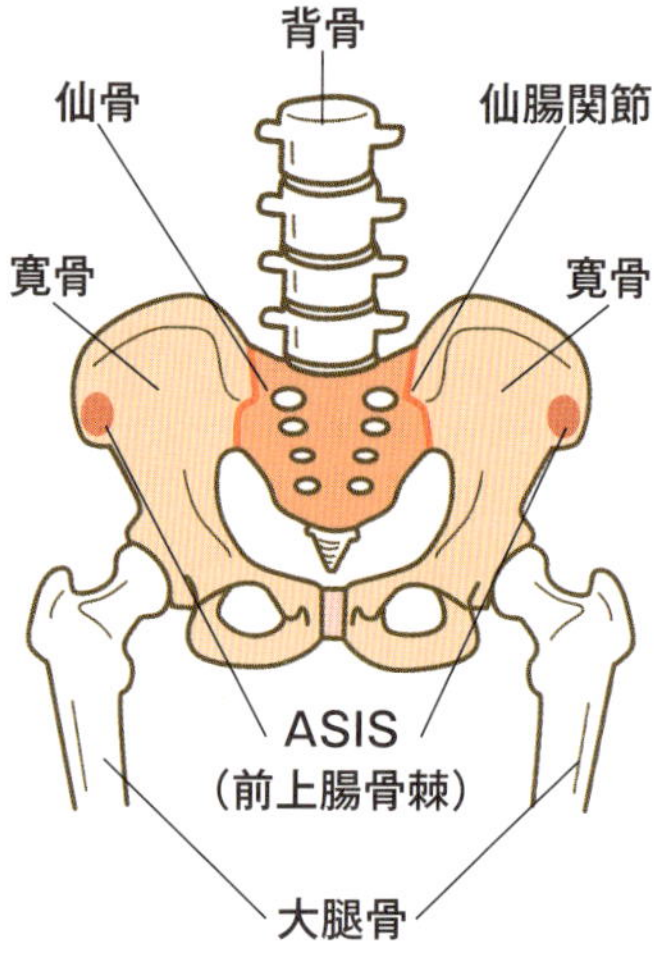

【和整体ブロック】

プロの施術家も使っているHASE BLOCKを手軽なセルフケア仕様にしたものです。骨盤部に敷くボード、脳脊髄液の流れにアプローチするクラニアルブロックのセット。七沢研究所が開発した炭素やエネルギー発生コイル基盤を内蔵しています。
問い合わせ /www.seitai.or.jp

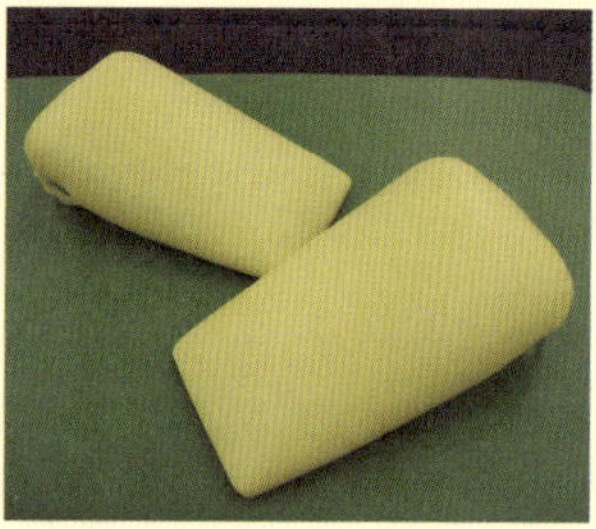

【和整体ブロック】を用いる目的

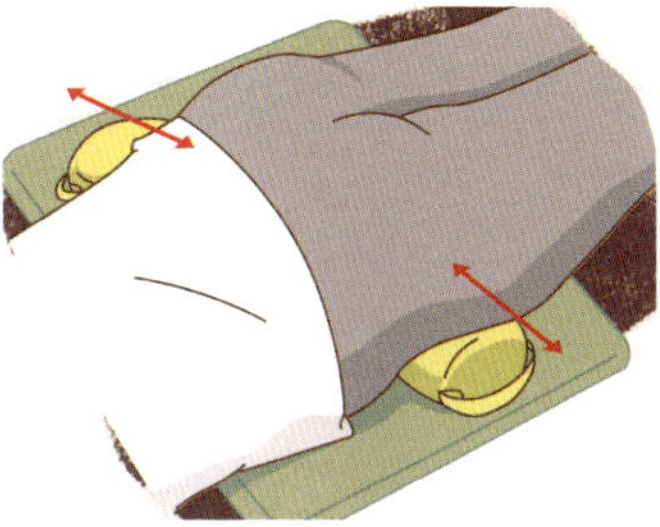

1 骨盤の高さを変えて、刺激を入れることで、仙腸関節などの動きを良くする。

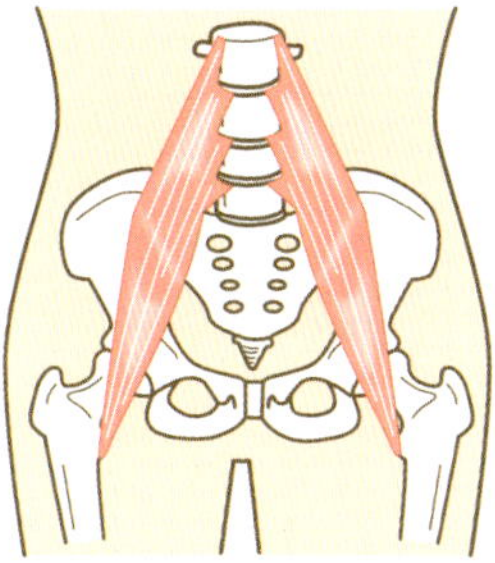

2 大腰筋の収縮を取り除く。

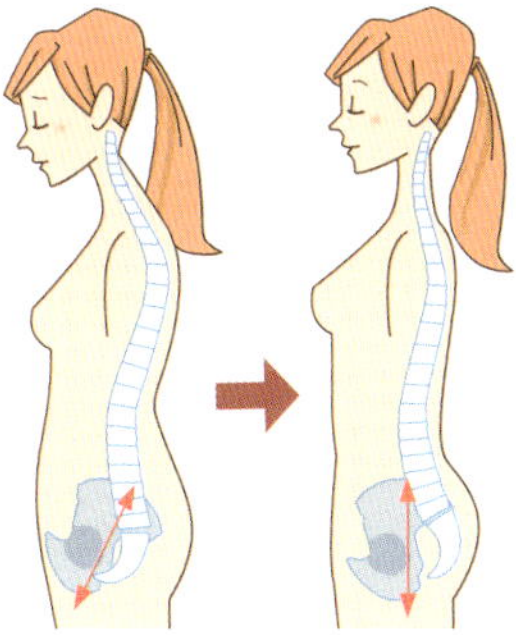

3 骨盤の上にある背骨の状態も改善できる。

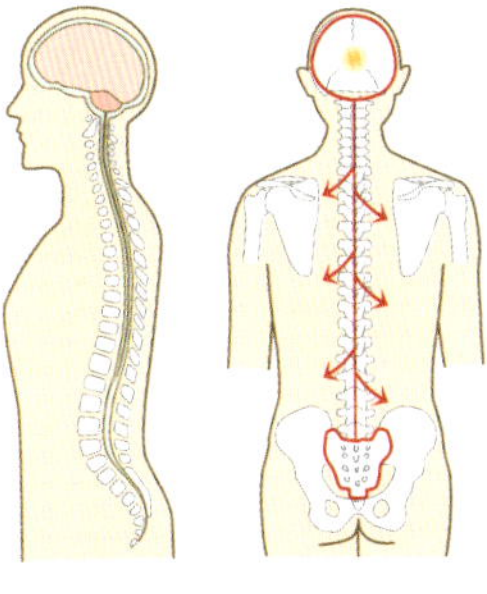

4 脳を包んでいる硬膜は、頭から背骨を通り、仙骨につながっており、仙骨を整えることで、脳脊髄液の流れを良くすると、脳からの指令が身体に通りやすくなる。

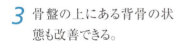

骨盤調整

【和整体ブロック】の使い方

1

うつ伏せに寝ます。ASIS（前上腸骨棘・骨盤の左右の骨の前の出っ張り）部分にかかるあたりを目安に自分で心地良いところを探し、和整体ブロックを入れます。

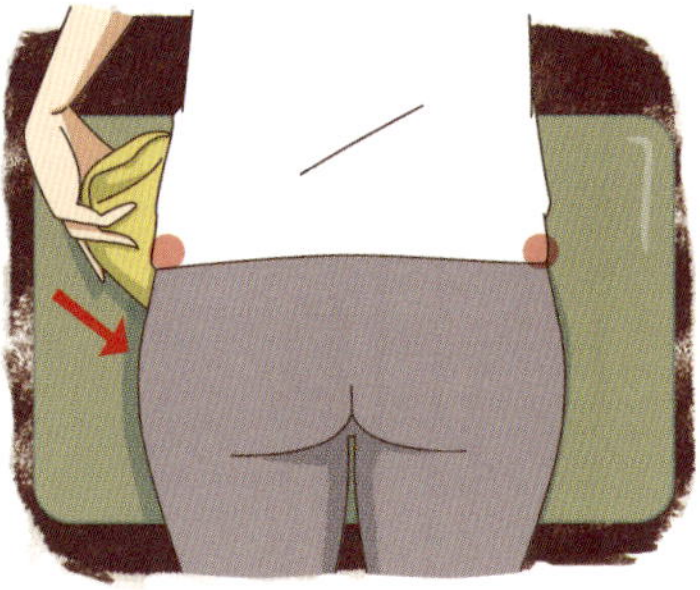

2

同様に、反対側にも互い違いになるように和整体ブロックを入れます。左がASIS（前上腸骨棘・骨盤の左右の骨の前の出っ張り）部分でしたら、反対側は、脚の股関節のあたりが妥当でしょう。どちらもブロックを入れて心地良い場所を自分で見つけることがポイントです。

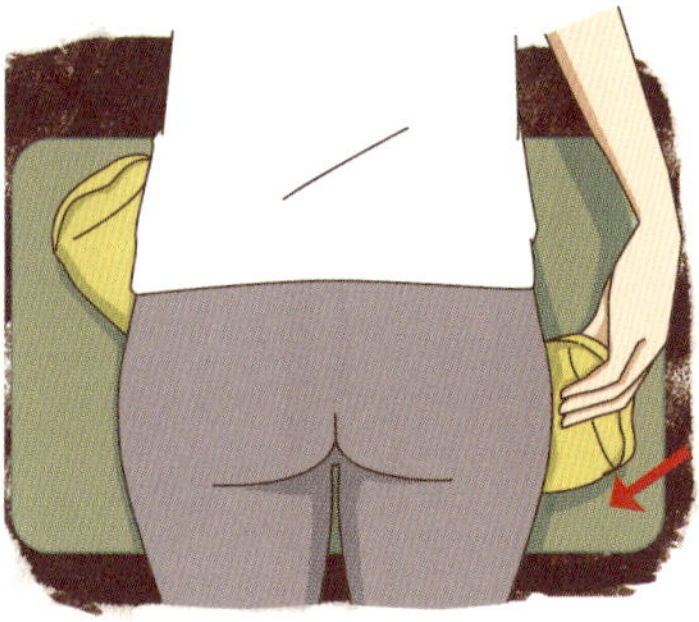

和整体ブロックはASIS部分を目安に、左右互い違いの位置に入れます。気持ち良く感じる場所が見つかったら、あとは身体にまかせてゆっくりと。

3

両側に和整体ブロックを入れ終わったら、3～4分、そのままうつ伏せの状態で、ゆっくりしましょう。自重を使って骨盤調整を行います。長くやる必要はありません。時間を気にする必要もありません。心地良いかどうか、仙骨のあたりに左右の高さの差がなく、平らであるかどうか、を目安に。

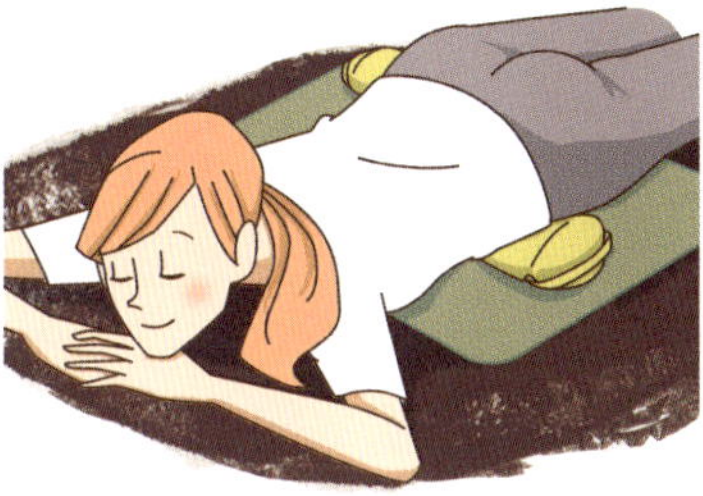

4

仙骨を動かし、頭に溜まった脳脊髄液の循環を促すことがこの和整体ブロックの目的のひとつなので、必ず、左右反対の位置もやってください。骨盤の高さを変えて、刺激を入れます。3～4分、同様にそのままうつ伏せの状態で、ゆっくりしましょう。

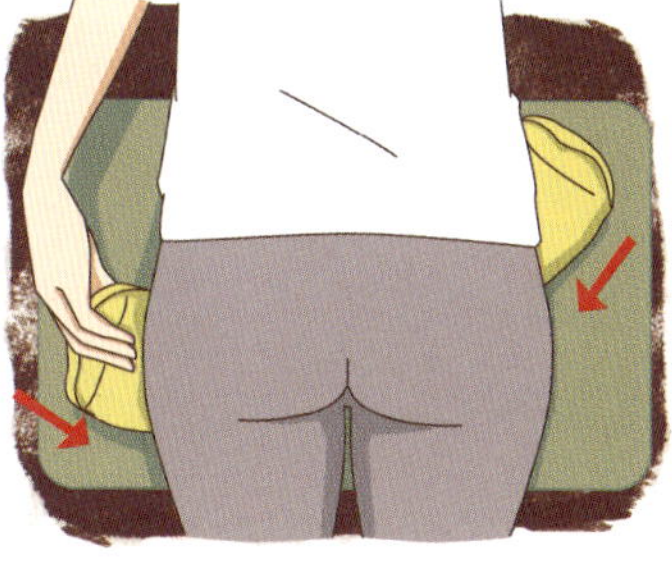

和整体ブロックは、前後の位置や、身体に差し込む深さを適宜変えることで、刺激を調整することができます。

5

角度を変えたり、位置をずらしたり、その時の自分の心地良さを模索し、体感してください。ブロックには、輪になった取っ手がついており、うつ伏せで寝ている状態でも、微調整しながら入れやすくなっています。

自分の身体に入れる部分を加減することで高さが変えられますし、角度を変えることで身体に当たる部分を自在に微調整できます。

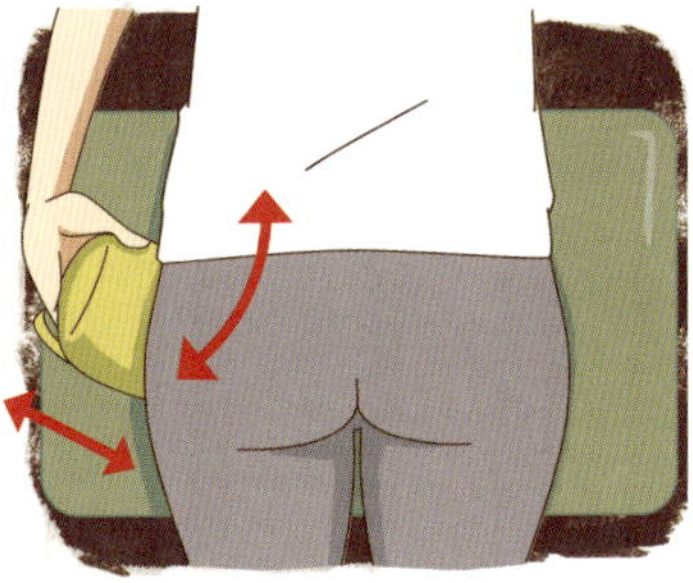

6

慣れてくると容易に自分の好みがわかるようになるでしょう。調整が終わったかどうかのポイントは、やはり心地良さです。自分の感覚を信じてください。

施術家は仙骨あたりの柔らかさをみて判断します。

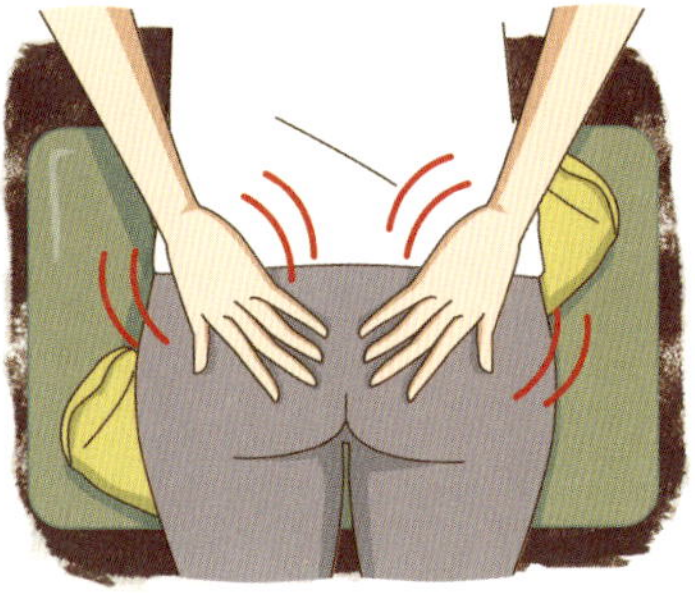

あとがきにかえて

一般社団法人国際整体協会のご案内

最後までお付き合いくださいまして、ありがとうございました。お読みになって、みなさんはどんな感想をお持ちになったでしょうか。日本人が受け継いできた〈手当て〉が、現代においてもちゃんと息づいていること、そして日本人の根底をしっかりと支えていること、さらには整体技術としても優れているということを少しでもお伝えできていたとしたら、大変うれしく思います。

もう少し〈和整体〉のことが知りたいと思ってくださった方のために最後に、私が責任者として運営をしている「国際整体協会」の紹介をして、本書の「あとがき」にかえさせていただきます。

ぜひ、実践の場で、改めてみなさんとお会いしたいと思います。

ありがとうございました。

一般社団法人国際整体協会とは？

一般社団法人国際整体協会は、日本が世界に誇る〈手当て〉をベースに、科学的、理論的に体系化した日本独自の施術法を世界に向けて発信するべく、発足した団体です。

代表理事である私、長谷澄夫は、現在、日本整体協会と国際整体協会、二つの整体の団体を運営しています。25年以上にわたる臨床経験と、七沢研究所や大学・大学院で施術技術を共同研究しながら、そこで得たものや独自に開発した手技の技術を協会で実践しています。

当初、一般社団法人日本整体協会はプロ向け、つまり治療家向けに技術を提供する団体として始めました。その後、一般の方向けのセルフケアを合わせ、日本古来の整体を世界へ発信する目的で、一般社団法人国際整体協会をスタートさせました。現在は、国際整体協会に入会すると、日本整体協会の技術も習得できるようになっています。

〈和整体〉を世界に

私は、昔おなかが痛いとき、祖母におなかをさすってもらった記憶があります。頭をぶつけた時には母に「痛いの痛いの飛んでイケー」と撫でてもらいました。不思議と楽になったものです。私たち日本人は父や母、祖父や祖母などから当たり前に〈手当て〉を受けて育っており、そして、その祖父や祖母もその父母よりと、脈々と〈手当て〉を受けてきたのです。

1000年以上前から、日本には独自の〈手当て〉という素晴らしい施術法があり、歴史を辿ると古事記の世界にも、民間療法の起源をみてとることができます。この日本古来の治療技術に、現代の環境変化が人体に与える影響を加味し、本書で紹介した〈和整体〉を提唱しています。

現在、日本の整体は、海外の手法を日本流にアレンジしているものがほとんどなのですが〈和整体〉は日本からの発信です。セルフケアの重要性を説き、日本人の器用で繊細な手を十分に活かします。

「日本には、日本人にあった整体法があり、その整体法が日本人の健康を支えるものになる」

私はそう確信しています。

私たち日本人は、自分たちの身体的精神的特徴を受け入れて、私たちに合った方法で「日本人の健康を創る」必要があります。それは、生涯健康であることを支える技であり、それを自分自身で行い（セルフケアし）、生涯を通じた健康維持をぜひ叶えましょう。健康はすべての人の人生の手前にあるものなのです。長年、この業界にいると、難病治療で結果を出していた鍼灸師や気功の先生が、一番いい時の50代や60代で亡くなられてしまうという残念な話をよく耳にするのです。協会で行っているエネルギー治療は、治療家を守ることも重要視しています。その発想もあって〈手当て〉のセルフケアは、生まれたのです。

当協会の情報を検索してくださった方もいると思います。クラニアルテクニックや内臓テクニック、ディストーションテクニック、ブロックテクニック、エネルギーテクニックなど、耳慣れない専門用語がたくさん出てくると思いますが、どうぞ難しく考えないでください。

それらの技術は、〈手当て〉を専門的に表現したものに過ぎないのですから。

最近では、一般の方が、セルフケアや自分の子供、両親に〈手当て〉をするために入会されています。私は、治療家だけでなく、アレルギーのお子さんをお持ちの方、ご両親を介護されている方、不妊症に悩むご夫婦など、すべての皆さんに、改めて自らの健康を考え、自分自身やご家族をより安らかに導く力を身に付けていただきたいと思っています。そして世界中の皆さんに健やかになってほしいと願ってやみません。

国際整体協会　特別会員制度のご案内

一般社団法人国際整体協会は会員を募集しています。当協会は、一般の方のセルフケアから開業している方までどんな方でも入会が可能です。〈和整体〉を世界に広め、会員の資質向上や利便性を図るために次のような目的を持って運営しております。

- 全ての会員が「考える力」や「自己を擁護する力」を身に付け、そしてこれを継承し、整体の発展や、社会的認知の向上に貢献する。
- 会員一人一人の皆さまを活かし、会員一人一人の皆さまの活躍の場を提供することにより、会に対する参加意識を高めると共に会員相互の仲間意識を高め、共通の意識を高める。これらに賛同し、健康について考えていただける方のご入会を心よりお待ちしています。

入会・会費について

一般社団法人国際整体協会入会時には事務手数料1万円をご負担頂いておりますが、入会金や月会費は一切ございません。

入会金　0円　月会費　0円

※入会登録時のみ事務手数料1万円（税抜）がかかります。

特別会員のご登録は左記のＵＲＬまたはＱＲコードからご登録ください。

www.seitai.or.jp/guide.html

【会員特典】

①各種コンテンツの特別割引制度

一般社団法人国際整体協会と一般社団法人日本整体協会からリリースされる

セルフケア、治療法などの各種DVDが最大1万円引き。
※値引き額は最大1万円ですので、DVDを1本ご購入いただければ入会時の事務手数料1万円の元が取れるようになっております。
・ソフト頭蓋骨模型（特注のため受注生産）
・octoh商品（1個単位で注文可能）

②各種セミナーの優遇制度

新規セミナー開催時、会員の皆様にメールにて先行受付案内をお送りさせていただきます。（セミナーは先着順のため会員の方で定員に達した場合、一般募集は行いません）

【受講料割引】

セミナーによっては会員の方限定で受講料が割引になる場合がございます。
（注：全てではありません）

③会員限定特別メルマガ

毎週会員限定のメルマガが配信されます。医学博士や歯学博士による一般の方や治療家向けの情報コンテンツとしてセルフケアなどの健康関連や身体の機能、病気に関することから、臨床に役立つ情報や臨床報告など、一般のメルマガでは記載することのできない『健康』『疾病』『治療』に関する情報を毎週お届けします。

④長谷澄夫のセミナー受講資格

長谷澄夫（一般社団法人国際整体協会　代表理事）のセミナーは特別会員に登録している方のみ受講することができます。

※非会員の方にはセミナー開催告知は一切行っておりません。

長谷澄夫（はせ・すみお）
一般社団法人国際整体協会 代表理事。和整体学院 主宰。
19歳のとき、空手の練習中に負った大ケガを、専門医ではない市井の一治療家が劇的に好転させたことに衝撃を受け、自身も治療家になることを志す。20年間に約25万人の臨床経験を積み重ねた後、〝治療家のための治療家〟の道へ。これまでに1000人以上の治療家を送り出す。
欧米の整体法の優れた理解者であると同時に、時代の最先端を行く独自の治療法を次々に開発。治療家の間では、「量子力学」を取り入れたコールドフュージョンテクニック（CFT）、クラニアルテクニックなどの創始者として高い評価を得る一方で、日本の伝統的なセルフ整体法のひとつである〈手当て〉と〈呼吸〉を、七沢研究所との共同研究を通じて現代の視点から再構築した〈和整体〉の体系化にも取り組んでいる。

◉一般社団法人国際整体協会　www.seitai.or.jp

なぜ母親は、子どもにとって
最高の治療家になれるのか？

2017年 3 月20日 初版第1刷発行
2017年 5 月 1 日 初版第2刷発行

著　者　長谷澄夫
発行者　木村田哲也
発行所　和器出版株式会社
住　所　〒102-0081 東京都千代田区四番町3番　MKビル5F
電話／FAX　03-5213-4766
メール　info@wakishp.com
ホームページ　http://wakishp.com/

装幀　松沢浩治（株式会社ダグハウス）
イラスト　河合寛
編集協力　小原田泰久　一般社団法人国際整体協会
印刷・製本　シナノ書籍印刷株式会社

ISBN:978-4-908830-07-5